Diana von Kopp
Richtig schmecken macht gesund

Zu diesem Buch

Abenteurer haben eine Vorliebe für feurige Chilis, Hilfsbereite mögen
es süß, und Ängstliche setzen auch beim Essen auf Vertrautes. Der
Einfluss der Gene auf unsere Ernährung wurde lange Zeit systematisch unterschätzt. Die Zunge prüft als Wächterin am Eingang des
Körpers akribisch jeden einzelnen Bissen auf dessen Genießbarkeit
und Energiegehalt. Doch sobald unser körpereigenes Alarmsystem auf
künstliche Aromen und Geschmacksverstärker trifft, wird es fatal: wir
essen zu viel, zu fettig, zu süß – und merken es nicht einmal.
Diana von Kopp zeigt, wie wir unseren Geschmackssinn zurücker-
obern und wie sich Genuss mit natürlichen Mitteln steigern lässt. In
Parmesan steckt beispielsweise ebenso viel Glutamat wie in Kartoffelchips, nur eben die natürliche Variante davon. Bitteres Gemüse verliert mit der richtigen Zubereitungstechnik seinen Schrecken. Und
Kuchen schmeckt ofenwarm süßer. Lernen Sie anhand von Selbsttests
Ihr eigenes Geschmacksprofil kennen, sowie zahlreiche Tricks und
Rezepte für jedes Alter und garantiert jeden Geschmack.

Diana von Kopp ist Diplompsychologin und Management-Coach.
Ihre langjährige Coaching-Praxis hat ihr gezeigt, welch enormen Einfluss unsere Ernährung auf Gesundheit, Psyche und Leistungsfähig-
keit hat. Für den FAZ Blog food affair sprach von Kopp mit zahlreichen Experten, schrieb mit der Journalistin Melanie Mühl den
Bestseller »Die Kunst des klugen Essens« und widmet sich in ihrem
neuen Buch dem Schmecken und Genießen.

Diana von Kopp

Richtig schmecken macht gesund

Bewusster essen, besser leben

PIPER

Mehr über unsere Autoren und Bücher:
www.piper.de

MIX
Papier aus verantwor-
tungsvollen Quellen
FSC® C014496

ISBN 978-3-492-05931-2
© Piper Verlag GmbH, München, 2019
Umschlaggestaltung: FAVORITBUERO, München
Umschlagabbildung: Helmut Fricke (Autorenfoto);
Shutterstock.com (Illustrationen und Lebensmittel)
Satz: Kösel Media GmbH, Krugzell
Gesetzt aus der Adobe Garamond Pro
Litho: Lorenz & Zeller, Inning am Ammersee
Illustrationen: Martina Frank
Druck und Bindung: GGP Media GmbH, Pößneck
Printed in Germany

Inhalt

1 Guter Geschmack

Können wir überhaupt noch schmecken?

Ohne unsere Zunge wären wir vermutlich längst tot. Wir hätten giftige Beeren in den Mund gesteckt, oder Waschmittel getrunken, oder beim Baden im Meer freiwillig große Mengen Salzwasser geschluckt bis zum Nierenkollaps. Wir wüssten nicht, in welchen Früchten die meiste Energie in Form von Zucker steckt und hätten womöglich anstelle von Erdbeeren Tollkirschen geknabbert. Äpfel und Pflaumen hätten wir in unreifem Zustand verzehrt und unsere Bäuche sähen aus wie geblähte Segel im Wind.

Die Zunge signalisiert als Mittlerin zwischen Bauch und Hirn, wann wir aufhören sollten zu essen, dank ihr essen wir zum Frühstück Brot statt Schokolade. Als Wächterin am Eingang des Körpers prüft sie akribisch jeden einzelnen Bissen auf dessen Genießbarkeit, Qualität und Energiegehalt. Sie warnt uns vor giftigen Nahrungsbestandteilen und schützt uns vor allzu einseitiger Ernährung.

So weit, so theoretisch. Praktisch haben wir irgendwo zwischen Hotdogs, Chickenwings und Superfood den Geschmack verloren.

Spitzen-Kulinarik, Kochshows und hippe Streetfoodtrucks können nicht darüber hinwegtäuschen, dass wir auf bestem Wege sind, uns einen Universalgeschmack anzueignen. Nehmen wir Frühstückscerealien – die Angebote im Supermarkt füllen laufsteglange Regalmeter mit bunten Verpackungen, drin ist allerdings immer dasselbe. Geringfügige Variationen finden sich allenfalls in den Aromastoffen und in der Textur. Teigwaren an der Backtheke sind überwiegend industriell vorgefertigt, Wurst und Fleisch sind geschmacksoptimierte Massenprodukte. Viele Tonnen Aromen werden jährlich EU-weit ins Essen gerührt, teilweise mit einer bis zu fünfhundertfachen Überdosierung. Den Lebensmittelkonzernen gelingt das Unvorstellbare: Sie vereinen die Geschmacksvorlieben sämtlicher Kulturen und Bevölkerungsschichten. Nichtwissen auf der einen Seite und Gewinnoptimierung auf der anderen lassen zu, dass Täuschungen immer perfider werden, teilweise gestützt von der Politik. Die in der Herstellung vergleichsweise billige Isoglukose, ein Sirup aus Maisabfällen, ist nur ein Beispiel von vielen. Seit 2017 darf dieses fruktosehaltige Süßungsmittel auch in der EU verwendet werden – doch das körpereigene Sättigungssignal, das bei Haushaltszucker durchaus funktioniert, versagt im Fall von Fruktose. Gesundheitsgefährdende Transfette, die durch industrielle Verarbeitung von Pflanzenölen entstehen, wandern vom Geschmackssinn unerkannt in den Körper, ebenso Aromen, Geschmacksverstärker und Emulgatoren. Letztere konsumieren wir jährlich kiloweise mit unserer Nahrung, ohne davon Notiz zu nehmen.

Und das macht die Sache kompliziert. Die Fähigkeit,

natürliche Lebensmittel zu schmecken, nimmt nämlich rapide ab. Wer oft aromatisierten Erdbeerjoghurt isst, mag diesen meist nicht nur lieber, sondern hält ihn auch für natürlicher als einen Joghurt ohne Aroma. Gleiches gilt für Tiefkühlpizzen, Backmischungen und Fertigsoßen, Aufstriche und Milchprodukte. Zwar scheint das Angebot riesig, in der Schüssel oder auf dem Teller ähneln sich die Produkte aber wie eineiige Zwillinge, auch wenn sie von unterschiedlichen Herstellern stammen. Den Unterschied machen bestenfalls die Würzmengen aus. Als würden sie den einen Zwilling in rosa und den anderen in knallrote Farben kleiden.

»Iss nichts, was eine Verpackung hat und nichts, was deine Urgroßeltern nicht als Essen erkannt hätten«, rät Buchautor Michael Pollan. Wenn unsere Urgroßeltern müde waren und erschöpft, nahmen sie die Knochen eines Weiderinds und kochten daraus eine kräftigende Brühe. Heute haben wir Energydrinks, mit künstlichen Aromen angereicherte, synthetisierte Äquivalente des Stierhodeninhalts.

Zwischen uns und der Natur hat sich eine riesige Lücke aufgetan. Dabei ging etwas verloren, nennen wir es Instinkt oder Geschmack. Um es zurückzubekommen, brauchen wir die Natur. Mit Kräutern und Gewürzen lassen sich vielschichtige Geschmacksnoten erzeugen bzw. verstärken, und zwar kalorienarm, natürlich und heilsam. Gewürze zu entdecken, zu kombinieren und auf unterschiedlichste Weise in ein Essen zu integrieren gehört zu den grundlegenden Fähigkeiten des Menschseins und hat eine jahrtausendealte Tradition. Neu hingegen in der Menschheitsgeschichte ist es, aus den spärlichen Resten eines Huhns eine kompakte, bissfeste aromatisierte Serienware namens Chicken Nugget herzustellen. Oder einen Käse ohne Zutun von Milch zu produzieren, der unter Einsatz von Geschmacksverstärkern ähnliche Eigenschaften aufweist wie das hochwertige Original.

Das fehlende Qualitätsbewusstsein ist ein gesellschaftliches Problem, meint Deutschlands einflussreichster Gastrokritiker Jürgen Dollase. Er beklagt: »Wenn Sie nicht kochen können und das schlechteste Zeug essen, können Sie trotzdem Bundeskanzler werden!«, und schiebt wenig schmeichelhaft hinterher: »Wir werden regiert von Pommesbuden-Liebhabern.« Die als Volksnähe verkaufte Anbiederung von Fast-Food steht in krassem Gegensatz zu den Ernährungsempfehlungen von Krankenkassen und Medizinern. Unsere Essgewohnheiten haben uns weder schlanker, klüger noch gesünder werden lassen, dafür abgestumpft in Sachen Geschmack.

Deshalb sollten wir vor allem eines tun: über Geschmack reden und Genuss zulassen. Schmecken ist nämlich eine der intelligentesten Fähigkeiten unseres Körpers. Den Geschmackssinn kennenzulernen heißt, sich selber kennenzulernen. Abgesehen davon, dass Schmecken ein ungemein sinnliches Vergnügen ist, hat es unmittelbaren Einfluss auf die Psyche und auf den Body-Mass-Index.

Machen wir ein kleines Gedankenexperiment. Angenommen, vor Ihnen stünde eine Schüssel voll Kartoffelchips. Wie viele würden Sie davon essen, wenn sie *un*gesalzen und *ohne* Würze wären? »Es kommt darauf an«, werden Sie jetzt antworten, je nach Hunger würden sie mehr oder weniger davon probieren. Gleiche Situation, vor Ihnen steht eine Schüssel mit Kartoffelchips, diesmal gesalzen und gewürzt. Wie viele würden Sie *jetzt* davon knabbern? Die Antwort dürfte eindeutig ausfallen. Jetzt kommt es eben nicht mehr auf den Hunger an, sondern nur noch, ob Sie standhaft bleiben oder einen ersten Chip probieren. Alles Weitere passiert von selbst. Und das ist Kalkül. Hinter dem perfekten Chip stehen nämlich Heerscharen von Geschmacksdesignern. Die Frage ist nur, wie viel Würze verträgt der Gaumen noch? Gehören auch Sie zur großen Zahl derer, die jedes Essen ungekostet mit einer Ladung Salz berieseln? Und Kaffee nur mit Süßstoff trinken? Sie sind nicht allein – wir alle leiden unter erfahrungsbedingtem Sensibilitätsverlust. Fleisch ohne Marinade? Nüsse ohne Salz? Pudding ohne cremig machende Emulgatoren? Ketchup ohne Süßstoffe und Säureregulatoren? Die Liste ließe sich beliebig fortsetzen. Den echten, natürlichen Geschmack einer Tomate sucht man in einer Flasche Ketchup vergebens. Trotzdem schmeckt es, und genau da liegt das Problem. Geschmack und Ernährungsstil bedingen einander. Wer die Fähigkeit verliert, natürliche Aromen zu schmecken, kann seinen Ernährungsstil nur mit Mühe umstellen. Studien zeigen, dass Übergewicht, Diabetes und Karies häufig mit geringerer Geschmackssensibilität einhergehen. Es kommt weniger darauf an, was wir essen oder nicht essen, sondern ob und wie wir unseren guten Geschmack zurückgewinnen und genießen lernen. Beides findet in Ernährungsdebatten kaum Beachtung. Das zu ändern, ist Ziel dieses Buches.

2 Welcher Geschmackstyp bin ich?

Schmecken ist auch eine Frage der Gene

Möchtest du noch von dem Schinken?
Nein danke. Ich bin satt.
Es schmeckt dir nicht.
Doch, doch es war toll, aber ich kann nicht mehr, wirklich.
Maria, ihm schmeckt's nicht.
Doch, wirklich, es war vorzüglich.
Na, dann iss doch noch was.
Gut, ich, äh, esse vielleicht noch etwas Käse.
Na also. Und eine bistecca?
Um Himmels willen, nein danke. Ich kann nicht mehr.
Schmeckt's nicht?

Jan Weiler beschreibt in seinem Buch *Maria, ihm schmeckt's nicht* eine typische italienische Tischszene. Sie könnte überall stattfinden. Geschmack spielt in unserem Leben eine maßgebliche Rolle, auch wenn wir uns dessen selten bewusst sind. Wenn wir für jemanden kochen, wollen wir, dass es ihm schmeckt. Wer mäkelig in einem Essen herumstochert, gilt als schlechter Esser. Bei allem ist Geschmack doch etwas höchst Intimes. Dazu fällt mir die Bemerkung einer jungen, attraktiven Frau ein. Auf einer Lesung meldete sie sich aus dem Publikum zu Wort. Sie gestand, dass die Frage, ob es denn schmecke, sie regelmäßig in Verlegenheit versetze. »Schmecken«, sprach sie sichtlich aufgewühlt, das sei doch so etwas derart Intimes, »was soll man denn darauf antworten!« Hand auf's Herz, wann haben Sie zum letzten Mal ehrlich gesagt, wie es Ihnen wirklich schmeckt? Es muss an einem außergewöhnlich guten Abend gewesen sein. Im Alltag machen wir wenig Gebrauch von unserer Gabe, Geschmack in Worte zu fassen. Sei es aus Scham, Unvermögen oder schlichter Unachtsamkeit. Wo wir doch über sämtliche sonstigen Körpervorgänge – Schlaf, Verdauung, Fortpflanzung – freimütig plaudern, sind wir erstaunlich zurückhaltend, sinnliche Erlebnisse wie Geschmack zu beschreiben. Warum die Scheu? Haben wir nicht gelernt, Geschmack in Worte zu fassen? Nehmen wir ihn als eine Selbstverständlichkeit hin? Wir analysieren unsere Nahrung akribisch, doch *wie* wir sie uns täglich einverleiben, bleibt außerhalb unserer Betrachtungen. Beim Schmecken reagieren wir zweckgebunden. Es gibt nur zwei Kategorien: Ja oder nein. Dabei ist Geschmack so unglaublich reich, vielschichtig, unvorhersehbar und individuell wie das äußere Erscheinungsbild. Obschon es Ähnlichkeiten und geteilte Vorlieben gibt, existiert auf der ganzen weiten Welt kein Zweiter, der genau dasselbe schmeckt. Ebenso, wie es keinen Zweiten mit identischem Aussehen gibt. Und das ist eine Frage der Genetik.

Während der Recherche zum Buch *Die Kunst des klugen Essens,* das ich gemeinsam mit der Journalistin Melanie Mühl schrieb, stieß ich auf eine Forschungsarbeit der Universität Florida aus dem Jahr 1993. Die Wissenschaftlerin Linda Bartoshuk beschrieb darin einerseits Menschen, die Essen mit einer ungeheuren Intensität wahrnehmen, andererseits solche, die kaum etwas schmecken. Sie schlussfolgerte daraus, dass es von Geburt an unterschiedliche Geschmackstypen geben muss. Für mich war das ein aufregender Gedanke – dass Geschmack angeboren und damit genetisch vorherbestimmt sein soll.

Geschmack war für mich bis dahin eine vom Objekt ausgehende Eigenschaft. Eine Banane schmeckt wie eine Banane, man unterscheidet höchstens zwischen einer reifen und einer unreifen Frucht. Ein Stück Fleisch schmeckt wie Fleisch, je nach Zubereitungsart eben. Brokkoli ist bitter, aber *wie* bitter er für jemand anderen ist, darüber hatte ich nie einen Gedanken verschwendet. Nur so viel wusste ich: dass man über Geschmack nicht streiten soll (und es dennoch immer wieder tut).

Bartoshuks Erkenntnisse bringen eine völlig neue Dimension ins Spiel. Schmecken wird zur Fähigkeit, zu der man bestimmte genetische Voraussetzungen mitbringt. Endlich gibt es eine wissenschaftliche Erklärung für Sonderwünsche und seltsame Nahrungsvorlieben. Umso erstaunlicher ist, wie diese Fakten so lange unbeachtet bleiben konnten. Man denke nur, wer alles schon längst davon hätte profitieren können. Eltern, die sich den Kopf über die seltsamen Nahrungsvorlieben ihres Kindes zerbrechen, oder Paare, die über vermeintlich richtigen Geschmack streiten, Hobbyköche, die an den Kommentaren ihrer Tischgesellschaft verzweifeln.

Wer glaubt, alles über Geschmack zu wissen, sei spätestens hier eines Besseren belehrt. Über die Zunge wusste man lange Zeit verblüffend wenig. Dass sich dies allmählich ändert, ist unter anderem Geschmacks-Pionieren wie Linda Bartoshuk zu verdanken. Sie arbeitete mit einer bitteren Substanz namens Propylthiouracil, kurz PROB. PROB ist verwandt mit der pulvrigen Chemikalie Phenylthiocarbamid, PTC. Damit hatte im Jahr 1931 bereits der amerikanische Chemiker Arthur Fox experimentiert und dabei feststellen müssen, dass sich verflüchtigende Teile der Substanz bitter schmeckend anfühlen. Fox selbst spürte nichts dergleichen, wohl aber sein Laborkollege, der sich über den bitteren Geschmack in der Luft beschwerte. Als Fox weitere Mitarbeiter befragte, traf er auf ähnlich gegensätzliche Bewertungen. Menschen, die Bitteres wahrnahmen, mussten einen speziellen Sensor dafür haben, der anderen fehlte. Jedenfalls wiederholte Linda Bartoshuk die Untersuchung. Und zwar setzte sie einer Gruppe von Studenten ein mit PROB vermischtes Wasser vor. Auch hier lagen die Reaktionen weit auseinander. Während die Hälfte der Teilnehmer das Wasser als normal bitter empfand, schrillten bei etwa einem Viertel die Alarmglocken – sie empfanden die Flüssigkeit als extrem bitter. Ein weiteres Viertel konnte dagegen überhaupt keinen oder allenfalls einen schwachen Bittergeschmack erkennen. Dieses Ergebnis trieb die Medizinerin zu weiterer Ursachenforschung an. Möglicherweise kam ihr dabei eine Theorie des Franzosen Jean Anthelme Brillat-Savarin zu Hilfe. Der notierte bereits im Jahr 1825: »Wie schon gesagt, findet Geschmack in den Zungenpapillen statt. Untersuchungen zeigten nun, dass nicht jede Zunge dieselbe ist. Manche Zungen haben bis zu dreimal mehr Geschmackspapillen als andere. Dieser Umstand erklärt, warum von zwei Dinnergästen an ein und demselben Tisch der eine angenehm berührt von einer Speise ist, die sich ein anderer beinahe hineinzwingen muss.« Von Brillat-Savarin stammt übrigens der viel zitierte Spruch: »Sag mir, was du isst, und ich sag dir, wer du bist.« Dass der Geschmackstyp von der Anzahl der Geschmackspapillen bestimmt ist, dafür fand nun Linda Bartoshuk endgültig einen Beweis. Mit einer blauen Lebensmittelfarbe und einem Wattestäbchen bewaffnet, bepinselte sie sorgfältig die Zungen ihrer Versuchsteilnehmer. Aus der blau eingefärbten Zungenoberfläche ragten in zartem Rosa die Geschmackspapillen hervor. Bei den einen waren es zahlreiche kleinere, andere hatten indes nur wenige große. Brillat-Savarin hatte also recht behalten: Die Anzahl der Zungenpapillen spielt für die Geschmackssensibilität eine entscheidende Rolle. Wer über viele kleine Zungenpapillen verfügt, erweist sich als Sensibelchen oder Bitterschmecker. Bartoshuk gab diesen Probanden den Namen »Supertaster«, Superschmecker also. Als das Gegenteil erwies sich, nämlich als »Nontaster« oder Nichtschmecker, wer nur über wenige einzelne Zungenpapillen verfügte. Beide Gruppen waren etwa gleich groß und umfassten jeweils etwa ein Viertel aller Teilnehmer. Jeder Zweite ist mit einer durchschnittlichen Anzahl von Zungenpapillen, nämlich etwa zweihundert pro Quadratzentimeter, ausgestattet und gehört damit zu den »Tastern« oder Normalschmeckern. Ein Superschmecker bringt es auf bis zu tausend Geschmacksknospen pro Quadratzentimeter, Nichtschmecker dagegen gerade einmal auf elf oder zwölf Knospen pro Quadratzentimeter Zungenoberfläche! Das ist, als würde der eine einen Film auf einem ultrahochauflösenden Superbildschirm angucken, der andere denselben Film mit einem verpixelten Schwarz-Weiß-Fernseher Baujahr 1960. Um sich ein Bild von den extremen Unterschieden zwischen Superschmeckern und Nichtschmeckern zu machen, schlägt Bartoshuk vor, sich die Welt der Superschmecker als neongrell vorzustellen, während die Welt der Nichtschmecker eine pastellfarbene sei.

Superschmecker

Nicht jeder kann mit einem Gemüseteller etwas anfangen. Des einen Lebenselixier ist des anderen blanker Horror, besonders, wenn Brokkoli im Spiel ist. »Das Gemüse ist das tödlichste auf Erden, weshalb es versucht, dich mit seinem schrecklichen Geschmack zu warnen«, doziert Dr. Hibbert, während er Homer Simpson von einem im Hals stecken gebliebenen Brokkolistück befreit (in der Folge *Treehouse of Horror* XI).

Auch der ehemalige US-Präsident George W. Bush ist leidenschaftlicher Brokkoli-Hasser. Vor laufenden Kameras verkündete er, niemals wieder in seinem Leben Brokkoli zu essen. »I do not like broccoli and I haven't liked it since I was a little kid and my mother made me eat it. And I am President of the United States and I am not going to eat any more broccoli.«

Gibt es möglicherweise eine angeborene Abneigung gegen das Gemüse? Gegen Gemüse überhaupt? Die Frage stellte sich mir, als meine Tochter geboren war und ich mir zum Ziel gesetzt hatte, das gesündeste Baby auf Erden zu haben, sprich es mit dem besten, weil selbst gemachten Babybrei zu füttern. Besonders der letzte Teil entpuppte sich als eine der größten Herausforderungen. Obwohl das Gemüse vom Wochenmarkt stammte, das hochwertige Öl fein dosiert und der Brei so makellos cremig püriert war wie eine exklusive Gesichtsmaske, widersetzte er sich seiner Bestimmung vehement. Reste davon finden sich vermutlich noch heute in der damaligen Küche, denn nach jedem erfolgreich im Kindermund versenkten Löffel verteilte sich der Brei als feiner Sprühnebel im Raum, ausgestoßen aus dem gespitzten Mund einer Einjährigen, die Essen für ein amüsantes Spiel hielt. Von Neophobie konnte hier keine Rede sein. Essen wanderte ohne Umschweife in den Mund hinein – und begleitet von Kopfschütteln wieder hinaus. Immerhin schmeckte genau derselbe Brei dem gleichaltrigen Sohn meiner Freundin. Wie auf Knopfdruck schlemmte er genüsslich drauf los, gluckste zufrieden und hielt erst inne, wenn die Schüssel restlos leer geputzt war. Das Kind einer weiteren Freundin wiederum mochte von klein auf nur Nudeln ohne alles, allen gut gemeinten Versuchen zum Trotz. Die Freundin erinnert sich, als Kind ein ähnlich hoffnungsloser Fall gewesen zu sein. Sie ekelte sich vor allem, was knorpelig, schwabbelig, fettig, sauer, besonders aber bitter war und damit vor fast allem, was auf ihrem Teller landete. Ihre Großmutter nahm sie stets in Schutz – auch sie war nach eigenem Bekunden als Kind das gewesen, was man einen »schwierigen Esser« nannte.

Wenn man sich ein wenig umhört, kennt jeder jemanden mit einseitigen Nahrungsvorlieben. Sei es ausschließlich Toast mit Erdnussbutter oder *nur* Pommes und Fleischwurst oder ausschließlich Pasta mit Butter.

Ebenso verbreitet sind familiäre Häufungen von Superschmeckern. Linda Bartoshuk würde sagen, die betreffende Familie trägt ein Supertaster-Gen.

Die mehr oder weniger ausgeprägte Sensibilität gegenüber Geschmacksstoffen wird über Generationen vererbt. Dahinter steckt ein evolutionärer Kunstgriff. Ein Überlebenssicherungsmechanismus. Es gibt Lebensräume, in denen der Versuch, eine neue Nahrung zu identifizieren, tödliche Gefahren birgt. Brokkoli ist dabei vergleichsweise harmlos – die Rede ist hier von wirklich giftigen Pflanzen, die bereits in kleinster Dosis gefährlich werden: Tollkirsche, Paternostererbse und Brechnuss gehören dazu. Pflanzen schützen sich seit Jahrmillionen vor Schädlingen, indem sie bitter schmeckende giftige Stoffe produzieren, die als natürliche Pflanzenschutzmittel wirken und Insekten davon abhalten sollen, ihnen zu Leibe zu rücken.

Nun ist jedoch nicht alles, was bitter schmeckt, giftig: In der richtigen Dosis kann es sogar Heilkräfte anregen. Wissenschaftler der Ohio State University haben entdeckt, dass Brokkoli und Rosenkohl den Organismus zur Bildung einer bestimmten krebsbekämpfenden Substanz anregen. Sie heißt Indol-3-Carbinol (I3C) und kann die Ausbreitung von Krebszellen wirksam stoppen. Der Inhaltsstoff Sulforaphan schützt die Haut vor Sonnenbrand und damit vor vorzeitiger Hautalterung, indem er die Herstellung bestimmter Eiweißstoffe in den Hautzellen anregt.

Weitere bitter schmeckende Pflanzenstoffe sind Tannine und Flavonoide. Sie finden sich besonders häufig in Pflanzen, die extremen Umweltbedingungen ausgesetzt sind. Kälte oder große Hitze, Feuer, Dürreperioden, Stürme und karge Böden – alle diese äußeren Bedingungen sorgen dafür, dass die Pflanze sich innerlich wappnet, indem sie diese schützenden Stoffe produziert. Tannine, auch Gerbstoffe genannt, sind bekannt für ihre bitter schmeckende und zusammenziehende Wirkung. Sie kennen sie von Rotwein, grünem und schwarzem Tee. Geschmacklich ist die Rede dann von der Adstringenz. Ein anderer Inhaltsstoff ist das Resveratrol: Es schützt die Pflanze vor intensiver Sonneneinstrahlung. Im menschlichen Körper bewahrt es die Zellen vor Umwelteinflüssen, Viren, Mikroben und Bakterien, stärkt das Herz und wirkt entzündungshemmend. Resveratrol gehört zur Gruppe der Polyphenole. Ginkgo, Granatäpfel, Quitten – und Kohl, insbesondere Brokkoli, haben besonders viele davon. Dass sie bitter schmecken, unterstreicht ihre gesundheitsfördernde Wirkung. »Was uns nicht umbringt, macht uns stärker«, erkannte schon Nietzsche.

Tatsächlich: Wenn etwas potenziell Schädliches heilend wirkt, spricht die Wissenschaft von Hormesis (griechisch für »Anregung, Anstoß«). In geringer Dosis setzen Toxine die Zellen unter leichten Stress. Die

Zellen sterben nicht daran, vielmehr gehen sie gestärkt daraus hervor. Eine Art von Abhärtungskur, wie Eisbaden oder Saunabesuche. Ähnliches geschieht auch bei sportlicher Betätigung oder längerem Fasten: Stressreaktionen wappnen die Zellen für zukünftige Belastungen. Das Wirkprinzip der Hormesis ist möglicherweise hauptverantwortlich für die gesundheitsstiftende Wirkung von Obst und Gemüse. Allerdings nützt es wenig, Unmengen davon zu futtern. (Sie gehen ja auch nicht zehn Stunden in die Sauna, nur weil es gesund ist.) Wer literweise Grünkohl-Smoothies in sich hineinkippt, darf keinen gesundheitlichen Mehrwert erwarten. Und Haferflocken *können* den Cholesterinspiegel wirklich senken, eine Haferflocken-Diät, die allerdings fünf Portionen Haferflocken täglich vorsieht, ist nicht nur eine verteufelt langweilige Schikane, sondern entbehrt jeder gesundheitlichen Berechtigung. Vergessen Sie den Mythos »Viel hilft viel«. Richtig ist: Auf die Dosis kommt es an. Der Neurowissenschaftler und Altersforscher Mark Mattson hat die Wirkung hormetisch wirkender Substanzen in einer zweiphasigen Kurve dargestellt, in der er den physiologischen Effekt gegen die Dosis aufträgt (siehe »Erst gut, dann schlecht«). Die entstehende Linie verläuft zunächst im Bereich »nützlich« und zeigt damit, dass der Verzehr einer kleinen oder mittleren Menge des jeweiligen Pflanzenstoffs gesundheitsfördernd wirkt. Mit zunehmender Dosis geht sie jedoch in den Bereich »schädlich« über, was die steigende Toxizität widerspiegelt. Als Beispiel nennt Mattson Paranüsse. Sie enthalten das Spurenelement Selen. In geringen Mengen verzehrt, kann es das Risiko für Herz- und Krebserkrankungen senken, indem es die Aktivität eines Enzyms fördert, das solchen Erkrankungen entgegenwirkt. In großen Mengen eingenommen, wirkt Selen jedoch stark toxisch und vergiftet Leber und Lunge.

Hilft eine sensible Zunge möglicherweise, genau jene *kritische Schwelle* herauszufinden, ab deren Überschreitung sich die positive Wirkung ins Negative umkehrt? In Teilen Afrikas gibt es noch heute Bevölkerungsstämme mit ausgeprägter Geschmackssensibilität. Die Genetikerin Sarah Tishkoff untersuchte Angehörige mehrerer Hirtenstämme in Kamerun und Kenia auf ihre Schmeckfähigkeit und entdeckte dabei sieben unterschiedliche Ausprägungen eines Gens (TAS2R38), von dem in Europa und Asien lediglich zwei Ausprägungen existieren. Die sensible Zunge hilft den Nomaden offenbar, sich in unterschiedlichsten Lebensräumen mit wechselndem Nahrungsangebot zurechtzufinden.

Nachkommen jener Nomaden und Sammler könnten diese außergewöhnliche Sensibilität bis heute beibehalten haben. Freilich ist es in der heutigen Zeit wenig hilfreich, mit der Zunge eines Hochleistungsschmeckers ausgestattet zu sein. Unsere Nahrung ist ja bereits mehrfach als sicher geprüft, niemand muss mehr Karotten oder Salatblätter neu entdecken. Dennoch gibt es Superschmecker, deren Zungensinn so unglaublich fein ist, dass ihnen sogar vergleichsweise milde Gemüsesorten zu bitter erscheinen. Rosenkohl, Radicchio, Spinat und Chicorée sind Superschmeckern ohnehin ein Graus. Anfänglich zumindest, denn, und das ist der Clou, mit der Zeit können sie sich durchaus daran gewöhnen. Der positive Lerneffekt ergibt sich aus der wiederholten Darbietung und der damit einsetzenden Anpassung an den Reiz, der zunehmend schwächer wahrgenommen wird.

Superschmecker profitieren durchaus von ihrem Feingespür, und das in mehrerlei Hinsicht. Menschen, die besonders gut auf Bitterstoffe in Lebensmitteln reagieren, erkennen offenbar auch kleinste Mengen von krank machenden Bakterienmolekülen in der Luft. Bei ihnen kann das Immunsystem frühzeitig auf eine Bakterieninvasion reagieren, beispielsweise durch Aktivierung von Flimmerhärchen und Flüssigkeitssekretion. Bei allen anderen geschieht das erst ab einer hundertfach höheren Molekülmenge, berichten Wissenschaftler im »Journal of Clinical Investigation«. »Unsere Ergebnisse zeigen, dass der Rezeptor T2R38 eine Wächterfunktion für die angeborene Immunabwehr in den oberen Atemwegen hat. Und seine genetisch bedingten Variationen tragen dazu bei, dass es individuelle Unterschiede in der Anfälligkeit für Atemwegsinfektionen gibt«, erklären Noam Cohen von der University of Pennsylvania in Philadelphia und seine Kollegen. Superschmecker sind nicht nur besser gegen Nasennebenhöhlenentzündungen gewappnet, auch gegen Übergewicht, Diabetes und damit verbundenen koronaren Erkrankungen.

Vor einer Buttercemetorte kapituliert ein Superschmecker schon nach wenigen Bissen, die ist ihm zu süß und zu fettig. Der Zusammenhang zwischen Geschmackssensibilität und einem niedrigen Body-Mass-Index ist mittlerweile wissenschaftlich belegt. Vergorenes erkennt ein Superschmecker schon lange, bevor ein anderer den Unterschied im Geschmack bemerken würde. Es gibt Superschmecker, die erkennen Milch, die dabei ist, sauer zu werden, schon zwei Tage vor dem kritischen Punkt. Ihre Zungen entdecken kleinste Veränderungen und Ungereimtheiten, weshalb Superschmecker in den Lebensmittellaboren dieses Planetenheiß begehrt als Geschmackstester oder »Profi-Panelisten« sind, deren Urteil über die Einführung neuer Produkte und Rohstoffe entscheidet. Auch unter Sommeliers und Restaurantkritikern gibt es überdurchschnittlich viele Superschmecker. Ihr Urteil ist so gefürchtet wie präzise. Während ein Superschmecker mühelos Dutzende unterschiedliche Beschreibungen für »süß« finden kann, ist unter Normalschmeckern das Gespür für die feinen Abstufungen eines Geschmacks bei Weitem nicht so ausgeprägt. Eine britische Studie mit dreitausend Teilnehmern zeichnet ein ziemlich ernüchterndes Bild über die durchschnittliche Schmeckfähigkeit. Von den Probanden, die anhand einer Reihe von Geschmacksproben die vier Grundrichtungen erkennen sollten, schmeckten 90 Prozent »süß«, 67 Prozent »sauer«, lediglich 53 Prozent »salzig« und nur 48 Prozent »bitter«. Gerade einmal einem von fünf Menschen gelang es, *alle* vier Geschmacksrichtungen korrekt zu identifizieren. Mit Sicherheit war es ein Superschmecker.

Bekommt ein Superschmecker genügend Nährstoffe?

Das ist eine Frage, die sich viele Betroffene stellen. Die allermeisten Studien führen zu dem beruhigenden Ergebnis, dass auch mäkelige Esser ausreichend Nährstoffe und Vitamine zu sich nehmen. Der Körper ist klug genug, einen Mangel rechtzeitig zu kompensieren. Auch wenn das nicht zu jeder Mahlzeit, sondern erst nach mehreren Tagen, manchmal sogar erst nach Wochen geschieht. Trotzdem ist die Sorge von Eltern nachvollziehbar, deren Kind partout nicht essen will und daher nur wenig an Gewicht zulegt. An dieser Stelle sei eine Studie über Hühnereier erwähnt, die ja Bestandteil beider Leibspeisen aller Superschmecker sind, nämlich Pasta und Pfannkuchen.

Eine Wissenschaftlerin der Washington University in St. Louis wollte herausfinden, ob Kinder in Entwicklungsländern besser gedeihen, wenn sie täglich ein Hühnerei essen. Dazu wurde für hundertsechzig Babys in einer ländlichen Region in Ecuador ein spezieller Nahrungsplan erstellt, der für die Hälfte der Kinder ein Ei pro Tag vorsah, für die andere Hälfte nur gelegentlich ein Ei. Nach nur vier Monaten waren die Unterschiede deutlich messbar. Die Eier-Esser gediehen sichtlich besser als die Vergleichsgruppe, sie legten sowohl an Gewicht als auch an Länge zu. Die Unterentwicklung ging um 50 Prozent zurück. »Wir waren überrascht, wie groß der Effekt dieses Eingriffs war«, so die Studienleiterin Lora Ianotti. »Eier enthalten eine Kombination vieler verschiedener Nährstoffe, das war hier ausschlaggebend.« Eier enthalten neben Proteinen zahlreiche Vitamine, Eisen, Folsäure, Kalzium, Magnesium und Fluor, besonders dann, wenn es sich um die Eier von Freilandhühnern handelt.

Tipp: Falls Sie öfter Pfannkuchen backen, ersetzen Sie schrittweise Weizenmehl gegen Dinkelmehl, später gegen Dinkelvollkornmehl und zusätzlich ein Drittel Mandelmehl. Und backen Sie die Pfannkuchen bei nicht zu großer Hitze in einem Öl mit einfach ungesättigten Fettsäuren (zum Beispiel Olivenöl oder Rapsöl). Benutzen Sie als Aufstrich Marmelade mit einem niedrigen Zuckeranteil. z. B. Himbeermarmelade mit 70 Prozent purer Frucht und 30 Prozent Zucker. Damit haben Sie ein super Nährstoffpaket für Ihren Superschmecker geschnürt. Wenn er nur Nudeln essen will, kaufen Sie welche auf Vollei-Basis aus biologischer Haltung und sparen Sie bloß nicht mit Butter!

Nichtschmecker

»Auch im Königreich des Schmeckens gibt es Blinde und Taube«, resümierte einst Brillat-Savarin. Blind und taub gegenüber den Feinheiten einer fein aromatisierten Bouillabaisse, dem Jodgeschmack eines ungesalzenen Fisches oder der natürlichen Süße von geschmorten Zwiebeln. Nichtschmecker verlangt es nach Käsebrot mit Marmelade oder gesalzenem Eis. Es sind diejenigen, die schon als Kinder Oliven oder sauren Hering mögen, die am Bier nippen und nach einem zweiten Schluck verlangen, denen Kapern und Senfsoße wie gerufen kommen. Über jeden neuen Geschmack fallen sie her wie Heuschrecken über ein Weizenfeld. Und sie hören erst auf, wenn der Teller mit einem letzten Stück Brot blank geputzt wurde. In ihrem Umfeld gelten sie als »gute Esser«. Auf Familienfesten heimsen sie die Anerkennung aller Verwandten ein, weil sie so unglaublich »unkompliziert« sind und Dinge essen, vor denen mancher Erwachsene zurückschreckt. »Aus dir wird mal was«, wird ihnen prophezeit, während den Superschmecker bestenfalls mitleidige Blicke treffen.

Nichtschmeckern fehlt es nicht an Appetit, eher schon an kulinarischem Feingespür. Geschmackswahrnehmungen gegenüber sind sie eher unsensibel. Vorurteilslos und ohne Gefahr zu wittern kosten sie von allen verfügbaren Speisen, ungeachtet dessen, ob sie bitter, sauer oder ungewöhnlich salzig sind. Die Zunge der Nichtschmecker ist so widerstandslos wie ein Eiskanal, sämtliche Geschmäcker gleiten an ihr ab. In freier Wildbahn wären sie in ständiger Gefahr. Gifte würden sie erst ab einer tödlichen Dosis erkennen, Verdorbenes erst nachdem es vor Bakterien wimmelnd quälend sauer schmeckt. Andererseits – und hier greift wieder das Prinzip der Hormesis –, was uns nicht umbringt, macht uns stärker. Wem Tannine, Polyphenole und Milchsäurebakterien in Mengen nichts anhaben können, der ist gesundheitlich vermutlich robuster als ein vorsichtiger Superschmecker. Gleich mehrere Studien bestätigen diese Annahme. So stieß Valerie Duffy von der University of Connecticut im Rahmen von routinemäßigen Vorsorgeuntersuchungen des Dickdarms bei älteren Männern auf eine Häufung von Polypen – eine Vorstufe von Darmkrebs –, wenn diese Superschmecker waren. Nichtschmecker waren dagegen augenscheinlich besser gewappnet, sie hatten ein geringeres Risiko für entzündliche Darmerkrankungen und Darmkrebs. Dafür sprechen gleich mehrere Gründe.

Einerseits sorgt Vergorenes für eine Vermehrung von gesundheitsfördernden Darmbakterien, andererseits regt Bitteres die Darmbakterien an, eine schützende Schleimschicht zu bilden, eine Barriere also, die verhindert, dass Schadstoffe in den Blutkreislauf gelangen und an anderer Stelle Schaden anrichten. Zusätzlich sind Obst und Gemüse reich an entzündungshemmenden Antioxidantien und an Ballaststoffen, die wiederum als Bakterienfutter dienen und günstige Wirkung auf den Blutzuckerspiegel haben. Jeder, der Obst und Gemüse in seine tägliche Ernährung aufnimmt, profitiert von diesen Vorteilen.

Nun ist aber nicht jeder Nichtschmecker automatisch ein Gemüseliebhaber. Tatsächlich stehen bei ihnen häufiger würziges Fleisch, Fettiges und Süßes auf dem Speiseplan. Die Vorliebe für fetthaltiges, süßes und intensiv gewürztes Essen kann zu gesundheitlichen Problemen führen – so weit, so bekannt. Die Kehrseite ist: Offensichtlich haben Nichtschmecker Probleme, den Fettgehalt von Lebensmitteln auch nur annähernd korrekt zu bestimmen. Das kann in Überkonsum ausarten. Das Gleiche gilt für Alkohol und Zigaretten, die tendenziell von Nichtschmeckern stärker bevorzugt werden als von Superschmeckern, die den bitteren Nikotingeschmack ablehnen.

Dass typische Zivilisationsleiden wie Diabetes, Herzkreislauferkrankungen, Karies und Atemwegserkrankungen bei Nichtschmeckern häufiger anzutreffen sind, zeigt, wie wichtig Geschmackstrainings sind. Schmecken zu lernen heißt, gesünder zu leben. Tatsächlich beinhalten viele Programme zur Behandlung von Übergewicht Übungen, in denen die Fähigkeit geschult wird, sensibler auf Nahrungsbestandteile zu reagieren. Das wiederum erfordert, dass man sich Zeit zum Genießen nimmt. Ron Ramsay von der Universität Amsterdam entwickelte in den Siebzigerjahren ein Genusstraining als Therapie. Der Gedanke dahinter: Alles ist erlaubt, egal ob Schnitzel, Schokolade oder Kuchen – einzige Bedingung ist, mit Genuss zu essen. Die Erlaubnis zum Genießen soll den Umgang mit Lebensmitteln entspannen, aber auch dazu anregen, langsam und bewusst zu essen. Tatsächlich scheint der Genuss das Essverhalten zu verändern. In derselben Zeit werden weniger Kalorien aufgenommen. Sättigungssignale, die nach fünfzehn Minuten wahrnehmbar sind, werden rechtzeitig als solche erkannt.

Nichtschmecker haben aufgrund ihrer Offenheit gegenüber Geschmäckern ein großes Talent zum Genießen, sie müssen es lediglich nutzen. Es könnte sich bei ihnen um die Nachkommen eines sesshaften Stammes handeln, die sich mit dem zu begnügen hatten, was die unmittelbare Umgebung an Essbarem hergab. Mäkelig durfte man hier nicht sein, erfinderisch schon eher. Das Frühstücksei mit Maggi, Senf und Butter? Warum nicht? »Süß-sauer« wie beim Marmeladenbrot mit Essiggurke: Wenn's denn schmeckt … Nichtschmecker beweisen immer wieder reichlich Fantasie bei der Zubereitung ihrer Nahrung. Die Würzfalle ist die einzige, in die ein Nichtschmecker tappen kann. Künstliche Aromen und Geschmacksverstärker schädigen langfristig den Geschmackssinn. Falls auch Sie zu außergewöhnlichen Geschmäckern neigen, tun Sie gut daran, Kräuter und Gewürze natürlichen Ursprungs in Ihren Speiseplan zu integrieren. Auch hier gibt es intensive Geschmacks-Booster, die garantiert für Gaumenkitzel sorgen, beispielsweise den Szechuanpfeffer. Der kribbelt so stark, dass die Zunge hinterher für eine Weile betäubt ist. Wer weiß, vielleicht inspiriert Sie das ja zu einer Neuinterpretation von »süß-sauer-scharf«.

Test: Welcher Geschmackstyp sind Sie?
Zählen Sie Ihre Zungenpapillen. Was Sie dazu brauchen? Blaue Lebensmittelfarbe, 1 Wattestäbchen, 1 Lochverstärker für Aktenordner, 1 Pinzette, 1 Lupe
Und so geht's: 1. Pinseln Sie mit dem Wattestäbchen blaue Lebensmittelfarbe auf das erste Drittel Ihrer Zunge 2. Legen Sie den Lochverstärker auf Ihre Zunge 3. Benutzen Sie die Lupe und einen Spiegel, zählen sie die hervorstehenden rosa Zungenpapillen. Tipp: Machen Sie ein Foto und zählen anhand des Fotos oder machen Sie den Test zu zweit und zählen Sie Ihre Zungenpapillen gegenseitig.

Auswertung

Anzahl der Papillen	Geschmackstyp	Prozentsatz in der Gesamtbevölkerung
Weniger als 15	Nichtschmecker	25 %
15–35	Schmecker	50 %
Mehr als 35	Superschmecker	25 %

Bitterschmecker

Nicht zu verwechseln mit den Superschmeckern sind die sogenannten Bitterschmecker. Ein Team um Wolfgang Meyerhof vom Deutschen Institut für Ernährung in Potsdam-Rehbrücke entdeckte, dass einzelne Bitterstoffe unterschiedliche Reaktionen hervorrufen. Die genetische Information für den Bau der Bitterrezeptoren ist beim Menschen auf fünfundzwanzig Gene verteilt. Eines davon ist das besagte TAS2R-38-Gen. Das Besondere des TAS2R-38-Gens ist, dass an dieser Stelle der DNA die Basenabfolge geringfügig variiert. Somit liegt der TAS2R-38-Rezeptor in mehreren Formen vor: Die eine erkennt Bitterstoffe, die andere nicht. Bei jedem vierten Menschen fehlt das empfindlichere Gen – sie sind daher mit Bartoshuks Nichtschmeckern vergleichbar.

Jedes der fünfundzwanzig Gene für Bittergeschmack ist für unterschiedliche Gruppen von Bitterstoffen zuständig. So gibt es einen weiteren Rezeptor, den TAS2R-46, der auf das Gift der Brechnuss (das Strychnin) reagiert und der gleichzeitig für Chloramphenicol zuständig ist, das typisches Bitterempfinden bei der Einnahme von Antibiotika auslöst. Ein anderer Rezeptor, der TAS2R-14 wird aktiviert, wenn er mit dem Bitterstoff Thujon aus Wermut, Rosmarin und Salbei in Berührung kommt.

Bitterschmecken hat in diesen Fällen also weniger mit der Anzahl der Geschmacksknospen zu tun als mit der genetischen Variation der Rezeptoren. So gibt es in Ausnahmefällen Nichtschmecker, die trotzdem sensibel auf Bitterstoffe reagieren, und Superschmecker, die für bestimmte Bitterstoffe nicht empfänglich sind. Ob Superschmecker oder Bitterschmecker, die Frage ist lediglich, ob und wie sich die Gene überlisten lassen. Oder anders gesagt: Wie Köche zukünftig mit empfindsamen und unempfindsamen Gaumen umzugehen haben.

Was soll ich tun, wenn es keinem schmeckt?

Nehmen wir ein typisches Abendessen mit Freunden. Sie kochen, für den Veganer ohne Milchprodukte, für den Allergiker ohne Erdnüsse, ohne Gluten für alle. Wer keinen Fisch mag, bekommt Fleisch, wer kein Fleisch mag, bekommt Auberginen. Oder so ähnlich. Bei all dem geben Sie sich natürlich große Mühe, dass es schmeckt. Sie würzen, bis Sie das sichere Gefühl haben, jetzt passt alles. Mehr aus Höflichkeit als aus Mangel an Zuversicht stellen Sie dennoch den Salzstreuer und die Pfeffermühle auf den Tisch, sicherheitshalber auch noch Sojasoße und Gewürze.

Und dann kommt die Überraschung. Dem einen ist alles zu scharf, dem anderen fehlt Salz, die Barbecuesoße geht reihum, und Sie fragen sich, was Sie falsch gemacht haben.

Nichts haben Sie falsch gemacht, gar nichts. Wenn es nicht schmeckt, liegt es eher an den Genen des Gasts, seltener an den Fähigkeiten der Köchin oder des Kochs.

Sicher, Geschmack kann eine kulturelle Frage sein, auch spielen die Erziehung und die Essensumgebung eine Rolle, die Gespräche am Tisch, sogar die Farbe des Tellers und die Musik im Hintergrund nehmen Einfluss auf das Geschmackserlebnis. Die genetische Komponente des Schmeckens ist allerdings so evident wie die Vitamine im Gemüse. Zwar ist die Zunge ein vergleichsweise kleines Organ, ihr Einfluss auf das soziale Miteinander ist allerdings immens. Gehen Sie einfach davon aus, dass Sie auch beim nächsten geselligen Abendessen mit Freunden nur jeden Zweiten zufriedenstellen können.

Gerade *weil* die Fähigkeit zu schmecken genetisch festgelegt ist, gibt es mäkelige Esser nicht nur im Kindergarten, sondern auch in der Betriebskantine und im Sternerestaurant. Aber, und das ist die gute Nachricht: Geschmack ist trainierbar. Im Laufe dieses Buches werden Sie verblüffend einfache Methoden entdecken, mit denen Sie Ihrem Geschmackssinn auf die Sprünge helfen und anderen Ihr Essen schmackhaft machen.

Vergessen Sie Ihren Drang, es allen recht zu machen – zumindest an jenen Abenden, an denen Sie für andere kochen. Von all den Unverträglichkeiten einmal abgesehen, werden Ihre Gäste auch beim Thema Geschmack so wenig unter einen Hut zu bringen sein wie ein Fleischesser und ein Veganer. Konzentrieren Sie sich einfach auf das, was Sie am besten können – und kaufen Sie in jedem Fall Wein, denn wie sagte Charles Baudelaire einst so schön: »Der Wein wandelt den Maulwurf zum Adler.«

3 Wie geht Schmecken?

Die Zunge – rebellisch und klug

Die vielleicht rebellischste Zunge gehörte Albert Einstein. Als er die Feier anlässlich seines zweiundsiebzigsten Geburtstages zu später Stunde verließ, wurde er von den wartenden Paparazzi regelrecht umzingelt. Einstein dürfte alles andere als begeistert gewesen sein, er huschte gesenkten Hauptes in die für ihn bereitstehende Limousine. Als er von einem Fotografen, der ihm bis zum Auto gefolgt war, überrascht wurde, streckte er, ohne zu zögern, die Zunge raus und setzte sich damit selbst ein Denkmal. Ungestüm abstehende weiße Haare, weit aufgerissene Augen und die rausgestreckte Zunge sind das Symbolbild eines der größten Physiker unserer Zeit.

Dass eine rausgestreckte Zunge nicht nur rebellisch, sondern auch hinreißend aussehen kann, beweist das Model Cara Delevingne. Sie stellte gleich zu Beginn ihrer Karriere klar: Zunge raus ist das neue Lächeln. Das ist gut so, denn es gibt gute Gründe, die Zunge aus ihrem Schattendasein zu befreien. Auf wissenschaftlichem Parkett ist sie längst zum heimlichen Star avanciert. In jüngster Zeit explodiert die Zahl der Studien rund ums Schmecken regelrecht. Die Erkenntnisse sind beeindruckend, wie diese Beispiele zeigen: Die Gene beeinflussen, was wir schmecken. Die Nahrung der Mutter wirkt prägend auf den Nachwuchs, Geschmackstraining beginnt bereits im Mutterleib. Diäten verändern Geschmacksvorlieben, Stress lässt Süßes weniger süß schmecken. Wenn wir Mineralwasser trinken, hat das dieselbe Wirkung wie saure Vorspeisen – wir werden hungrig. Was wir essen, und was nicht, wie wir leben und sogar wie lange – darüber könnte unsere Zunge Auskunft geben. Die Zunge ist klug. An der Zunge geht kein Weg vorbei. Höchste Zeit, sie unter die Lupe zu nehmen.

Die Anatomie der Zunge

Was wir entdecken, ist eine faszinierende Landschaft mit sanften Hügeln, gefurchten Rinnen und schroffen Rändern, schimmernden Oberflächen und bedeckten oder eher belegten Tälern. Vor allem aber stechen zartrosafarbene Erhebungen hervor – die Zungenpapillen. Hier gilt die schon beschriebene Faustregel: Je mehr es sind, desto ausgeprägter ist die Geschmackswahrnehmung. Ist die Zunge etwas belegt, etwa nach dem Genuss von Milch, lassen sich die Papillen auch mit bloßem Auge gut erkennen. Manchmal sind sie infolge eines Infekts gerötet oder sogar geschwollen und stechen einem sofort ins Auge. Im Normalfall sind sie eher klein und unauffällig.

Durch ein Mikroskop betrachtet, erinnern einige dieser Erhebungen an kleine Pilze, andere an Blütenstempel, Blätter oder Graswurzeln. So tragen sie auch

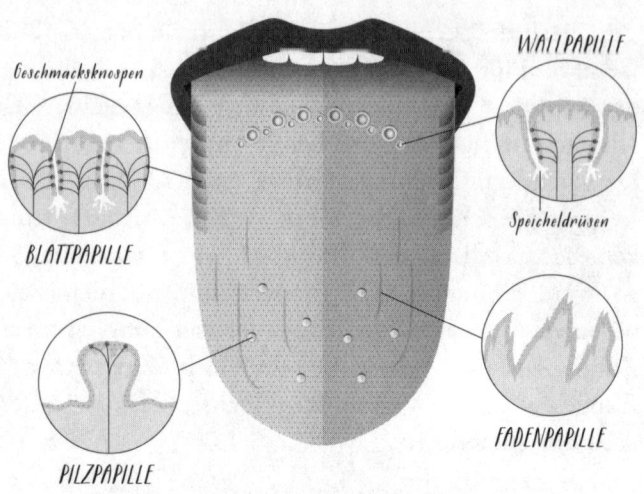

Zunge mit sichtbaren Zungenpapillen

ihrem Aussehen verwandte Namen, wie Pilzpapille, Blattpapille, Wallpapille oder Fadenpapille. Die Papillen sind wie Familien von Spezialisten, die sich bevorzugt in Gebieten ansiedeln, wo es ausreichend Arbeit für ihr jeweiliges Fachgebiet gibt. Für die Pilzpapillen, die als eine Art Vorkoster aktiv sind, ist dieses Gebiet vorzugsweise im exponierten vorderen und mittleren Zungenbereich gelegen. Es ist jener Bereich der Zunge, mit dem wir eine unbekannte Nahrung vorsichtig betasten. Das Gebiet der Pilzpapillen ist groß, jedoch vergleichsweise dünn besiedelt. Ungefähr so, wie sich in einem ruhigen Vorstadtviertel Häuser durch Rasenflächen voneinander abgrenzen, haben sich die Pilzpapillen in einigem Abstand zueinander in Position gebracht. Sie haben sogar eine Art Rasensprenger, nämlich Spüldrüsen, die für eine regelmäßige

Befeuchtung sorgen. Die Befeuchtung ist wichtig, denn die Flüssigkeit bindet Geschmacksmoleküle. Wer alters- oder stressbedingt, oder nach dem Sport, einen trockenen Mund hat, schmeckt weniger gut.

Auch die Blattpapillen haben Rasensprenger, aber deutlich weniger Fläche auf der sie sich ausbreiten können. Sie schmiegen sich wie Reihenhäuser eng aneinander. Und zwar an den hinteren Zungenrändern, wo sie eine Art Barriere bilden. Während an den Pilzpapillen schon mal ein Geschmack vorbeihuschen kann, stellen die Blattpapillen sicher, dass kein Geschmacksmolekül über die Seitenlinie hinausrutscht, ohne zuvor auf seine Verträglichkeit getestet worden zu sein. Die entscheidende, weil letzte prüfende Instanz sind die Wallpapillen. Sie sind besonders groß, bildlich betrachtet sind es Hochhäuser, die sich v-förmig wie die Formation eines Vogelschwarms auf der Zungenwurzel ausbreiten. (Das ist der Bereich unter dem Gaumensegel, manchen eher als »Zäpfchen« bekannt.) Weil das eine heikle Stelle ist, gibt es hier ein besonders engmaschiges Überwachungsnetz. Bei Ungereimtheiten schlagen die Wächter in den Wallpapillen in letzter Sekunde Alarm und bewirken, dass die möglichen Schadstoffe umgehend hinausgeworfen werden. Das Ganze nennt man dann den Würgereflex. Die Älteren unter den Lesern erinnern sich bestimmt an die bittere Medizin, die sie als Kinder schlucken mussten. Heutzutage sind Hustensäfte gesüßt oder mit chemischen Stoffen versetzt, die die Bitterrezeptoren blockieren – und damit den Würgereflex entmachten. Auch Säuren können Würgereiz auslösen; denken Sie an verdorbene Milchprodukte.

Einen technischen Unterschied macht der in letzter Sekunde hinausgewürgte Kirschkern. Der wurde nämlich nicht am Geschmack, sondern an seiner Größe erkannt. Und diese Materialuntersuchung wird von den Fadenpapillen übernommen. Die Fadenpapillen sind Materialprüfer. Sperriges sortieren sie akribisch aus. In die Speiseröhre lassen sie ausschließlich, was weich, soft und gut eingespeichelt ist. Fehler passieren auch hier gelegentlich, wie im echten Leben. Sie führen dazu, dass die Fadenpapillen in Zukunft noch besser aufpassen, in diesen Fällen sind sie für ein bestimmtes Material oder eine bestimmte Form sensibilisiert. Für Knorpel gilt das beispielsweise oder für das splittrige Gehäuse eines Apfelkerns. Die Materialprüfung beginnt bereits an der Zungenspitze und endet an der Zungenwurzel. Die Fadenpapillen bilden ein starkes, rege kommunizierendes Netzwerk, das sich über die gesamte Zunge ausbreitet. Die Ergebnisse ihrer Materialprüfung senden sie an die Kommandozentrale im Gehirn. Bevor wir Gefahr laufen, eine Fischgräte zu verschlucken, schlagen die Fadenpapillen Alarm und veranlassen, dass wir so lange mit der Zunge im Speisebrei fummeln, bis der Übeltäter identifiziert und ausgespuckt ist. Fadenpapillen sind äußerst emotional. Sie tanzen vor Freude, wenn sie von angenehmen Texturen überrascht werden: dem zarten Schmelz einer Schokolade, dem Prickeln von Champagner, dem luftigen Schaum einer Mousse au Chocolat. Das Knuspern eines ofenwarmen Baguettes, die krosse Haut eines Hühnchens oder ein butterzartes Filet, das beinahe von selbst auf der Zunge zergeht, versetzen die Fadenpapillen in Jubelstimmung. »Gib mir mehr!«, signalisieren sie uns in diesen Fällen. Gleichzeitig können sie sich vollkommen stur stellen, wenn die Textur eines Lebensmittels nicht ihrem Willen entspricht.

Wenn es »nicht schmeckt«, liegt es überhaupt viel häufiger als gedacht an der Textur. Ein ledriges, drei Tage altes Baguette besteht noch immer aus denselben Zutaten, schmeckt aber längst nicht mehr so gut wie frisch aus dem Ofen. Ein Filet, das falsch zubereitet wurde, wird zäh und ist nur noch das halbe Vergnügen. Was machen Sie, wenn etwas nicht schmeckt? Sie gießen Soße dazu und salzen nach, stimmt's? Die Hersteller von Fertigprodukten tun genau dasselbe – deren Grundzutaten sind ja niemals knackig frisch, sondern mehrfach verarbeitet. Soßen, Aromen, Salz und Zucker sollen über eine erschlaffte Textur hinwegtäuschen. Der eigentliche Geschmack einer Speise wird willentlich unterdrückt. Der Koch des im 16. Jahrhundert lebenden französischen Heeresführers Henri de La Tour d'Auvergne trieb die Soßen-Manie auf den Gipfel. Er soll seinem prominenten Gast ein Ragout aus einem feinen ledernen Handschuh vorgesetzt haben. Diese vermeintliche Delikatesse muss aus einer sehr üppigen Soße bestanden haben.

Fadenpapillen sind äußerst wählerisch. Sie mögen es lieber cremig, als klumpig, lieber zart als zäh. Sperriges und Knorpeliges lehnen sie ab, Frisches und damit naturgemäß Vitaminreiches wird akzeptiert. Wir sollten den Fadenpapillen dankbar sein und lernen, ihnen zuzuhören. Sie führen uns nicht nur zu den gesünderen Lebensmitteln, sondern auch auf den Pfad des Genießens. Der französische Gourmet und Gelehrte

Paul Reboux schrieb Hunderte von Rezepten nieder. In einem davon beschreibt er eine Speise aus gewöhnlichen Zutaten: Kartoffelscheiben, Kopfsalat und ein cremiges Dressing mit einer Garnitur aus gekochten Orangenschalen und Karotten. Klingt verdammt simpel, wäre da nicht die Forderung die Beilagen in »kiefernnadeldünne Stifte« zu schneiden. Ein kleiner Kunstgriff, der zur Aufmerksamkeit zwingt, à la war das jetzt die Orange, oder doch die Karotte? »Ich interessiere mich nicht für Spinnenkompott, Ragout von Fledermäusen oder Blindschleichengratin«, gestand Reboux. »Es geht mir lediglich darum, die althergebrachte Verbindung bestimmter Lebensmittel und Zutaten in der Küche aufzubrechen. Meine Mission ist es, das Unerwartete mit dem Köstlichen zu verbinden.«

Mögen Sie Tomaten lieber gewürfelt, in Scheiben geschnitten, geviertelt oder püriert? Als Soße eher stückig oder glatt? Wenn Tomaten nicht »schmecken«, liegt es häufiger als gedacht an der Form der Zubereitung und damit an der Textur. Die Art der Zubereitung eines Lebensmittels zu verändern, kann dazu führen, es unverhofft lieben zu lernen. Die französische Küche ist bekannt für ihren aufmerksamen Umgang mit Texturen. Je kleiner ein Gemüse oder ein Obst geschnitten wird, desto mehr Aromen setzt es frei. In einem Pariser Bistro bekam ich einmal mitten im Hochsommer einen wunderbar kühlen, in winzige Würfel geschnittenen Tomatensalat serviert. Er enthielt außerdem ähnlich kleine Quader von Zitronenschalen und fein gezupftes Basilikum. Es war der köstlichste Salat, den man sich vorstellen kann. Es brauchte mehrere Anläufe und ein gut geschärftes Messer, bis mir zu Hause ähnliches gelang. Seitdem ist mein Tomatensalat à la française die Krönung eines heißen Sommerabends. Einzige Notwendigkeit ist, dass die Tomaten wirklich sonnengereift sind.

Megatrend Textur

Sie sind Freizeitkoch, Foodie oder Restaurantbetreiber? Dann aufgepasst. Textur ist der nächste Megatrend! Farbige Teller und Straßen aus bunten Soßentüpfelchen sind Schnee von gestern, die Aufmerksamkeit wird künftig verstärkt der Textur gelten. Das ergab eine aktuelle Big-Data-Analyse der Global New Products Database (GNPD) der Mintel Marketing und Analyseagentur. Textur soll verstärkt die Sinne stimulieren, außergewöhnliche Erfahrungen ermöglichen und nicht zuletzt für Gesprächsstoff und Zuspruch in sozialen Medien sorgen.

Der haptische Trend »Textur« folgt im Jahr 2019 dem visuellen Trend »Farbe« aus dem Jahr 2017. Wo einst Kurkuma, Matcha, Rote Bete und Aktivkohle für intensive Farben und damit optisch ansprechende Sinneseindrücke sorgten, sind es nunmehr Perlen, Fruchtfleisch, Pflanzenfasern sowie besonders cremige, spritzige, ja sogar schleimige Texturen, die Furore machen. Der Hersteller Oreo designte für die USA eine limitierte Feuerwerk-Ausgabe, in der zur herkömmlichen weißen Füllung winzige, im Mund aufpoppende, blaue und rote Kügelchen hinzugefügt wurden. In Deutschland gibt es seit Neuestem eine Double-Creme-Variante. Und in Australien ist speziell für Teenager, die ja naturgemäß offener für außergewöhnliche Erfahrungen sind, der Softdrink Fanta Jelly entworfen worden. Vor dem Öffnen soll die Dose genau zehn Mal geschüttelt werden, »um das Schwabbeln zu wecken!«. Das »Schwabbeln« ist ein an Ghostbusters erinnernder gelatineartiger, schlürfbarer Schleim. Dazu muss man wissen, dass Schleimiges und Schwabbeliges ein neurologisches Entspannungs-Phänomen auslösen soll, das ASMR (Autonomous Sensory Meridian Response). Es äußert sich als wohliger Schauer entlang der Wirbelsäule und Kopfkribbeln. Manche nennen es auch Kopf-Orgasmus.

Mundgefühl, Texturen und Worte, mit denen sie sich beschreiben lassen

knusprig, knackig, glatt, weich, zart, cremig, weich, seidig, leicht, geschmeidig, luftig, schaumig, vollmundig, perlend, prickelnd, spritzig, krachend, schmelzend, nachgiebig, feinkörnig, mild, kühl, eisgekühlt, warm, wärmend, feurig, klumpig, zäh, schleimig, glibberig, knorpelig, gummiartig, welk, bröselig, grobkörnig, ranzig, zäh, trocken, lederig, lauwarm, trocken, rau, pelzig, stachelig, schwer, herb, adstringent (zusammenziehend)

Kochen und backen mit Texturen

Manchmal fehlt nur ein kleines Detail, und eine Speise gewinnt sofort an Raffinesse. Trauen Sie sich ruhig, mit Texturen zu experimentieren. Rösten, grillen, braten, backen, trocknen, frittieren und pürieren Sie, bis der ideale Geschmack aus einem Produkt herausgekitzelt wurde. Verändern Sie Form und Größe von Fruchtstücken, streuen Sie ein paar Körner Hagelzucker in den Obstsalat oder auf die Pizza. Bereiten Sie Gelees, schäumen Sie Soßen und spielen Sie mit dem Essen. Mit der Zunge versteht sich.

Texturhelfer
Zerstoßene Haselnüsse, Mandelsplitter, Hagelzucker, geröstete Salbeiblätter, gebackene Kapern, gewürfelte Zitronen- und Orangenschale, Abrieb von Zitronenschale, Trockenfrüchte, Pflanzenfasern, z. B. Äpfel, Karotten- oder Kokosraspeln in Kuchen und Süßspeisen, Algen, Chiasamen, gefriergetrocknete Beeren, Quittengelee, Szechuanpfeffer, Meersalzflocken, Senfkörner

Geschmacksknospen

Um den Vorgang des Schmeckens zu verstehen, lohnt sich ein Blick hinter die Türen der körpereigenen Geschmackslabore. Die Wände der Papillen beherbergen die Geschmacksknospen. Dabei gilt: Je größer die Oberfläche einer Papille, desto mehr Geschmacksknospen finden in oder auf ihr Platz. Gerade einmal drei bis fünf sind es in den Vorstadtvillen der Pilzpapillen, fünfzig in den Siedlungen der Blätterpapillen und mehrere Hundert in den Hochhäusern der Wallpapillen.

Anders als die Zungenpapillen sind die Geschmacksknospen mit bloßem Auge nicht mehr zu erkennen. Um ihrem Geheimnis auf die Spur zu kommen, braucht es ein extra hochauflösendes Elektronenmikroskop.

Schauen wir uns eine Geschmacksknospe genauer an. Jede einzelne Knospe ist ein kleines Speziallabor, in dem alles, was in den Mund wandert auf Genießbarkeit und Energiewert analysiert werden kann. Jede Geschmacksknospe, egal ob vorne oder hinten auf der Zunge, kann gleichermaßen Süßes, Saures, Bitteres, Salziges und Würziges aufspüren. Dazu sind wiederum Sensoren notwendig, und das sind die *Geschmackszellen*. Jede dieser Zellen ist genau *einer* Geschmacksqualität zugeordnet. Die Salzzelle spürt Natriumionen auf, die Süßzelle Glukosemoleküle, Sauerzellen Säuren, Umamizellen Aminosäuren und Bitterzellen Bitterstoffe. Wie die Blütenblätter in einer Knospe liegen die Geschmackszellen dicht beieinander. Die Knospe ist, ähnlich wie eine Kirschblüte im Mai, weder fest verschlossen noch ganz geöffnet, sondern nach oben hin leicht geöffnet.

Durch diese knospenartige Anordnung der Geschmackszellen entsteht ein flüssigkeitsgefüllter Trichter, die Geschmackspore. In diesem Trichter sammeln sich Speichel und Nahrungsbestandteile. Jede Geschmackszelle erkennt sofort ihr passendes Molekül. Damit sie umgekehrt auch von dem Molekül gefunden wird, hat sie eine kleine Antenne, die in die Geschmackspore hineinragt. Diese Antennen, im Fachsprech Mikrovili, dienen der Oberflächenvergrößerung. Mitunter ist diese Antenne so lang, dass sie auf der Zungenoberfläche als dunkler Flaum sichtbar wird. Ausgelöst werden kann dieses Phänomen unter anderem durch die Einnahme von Antibiotika, man spricht dann von einer »schwarzen Haarzunge«. Korrekterweise müsste es statt »Haare auf den Zähnen«, »Haare

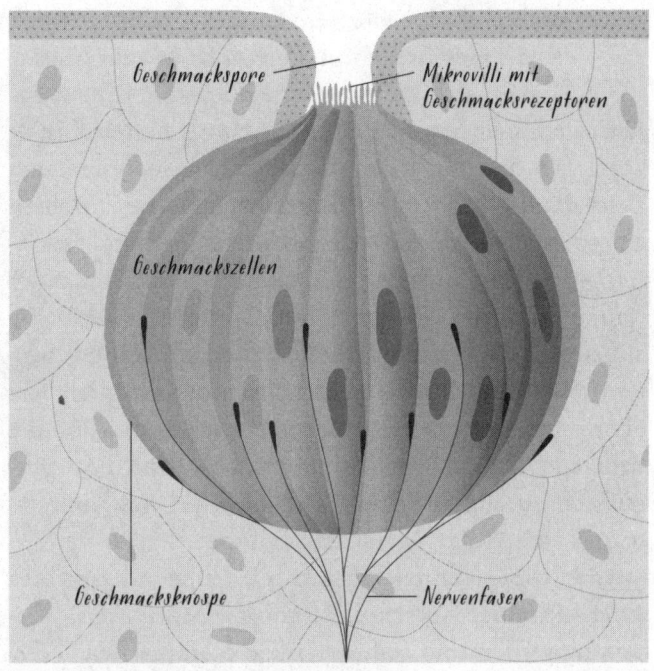

Geschmackspore — Mikrovilli mit Geschmacksrezeptoren

Geschmackszellen

Geschmacksknospe — Nervenfaser

Geschmacksknospe mit Geschmackszellen

auf der Zunge« heißen … An der Membranoberfläche der Mikrovilli befinden sich die Eingänge für das jeweils passende Molekül. Diese Eingänge ins Zellinnere werden auch Geschmacksrezeptoren genannt.

Die nun folgende chemische Untersuchung der Nahrung findet im Schnellverfahren statt. Dabei gilt: Je stärker ein Reiz, desto fieberhafter wird gearbeitet. Allerdings gibt es Belastungsgrenzen. Erstens passen sich die Zellen den Reizen mit der Zeit an. Mit jeder verstreichenden Sekunde nimmt die wahrgenommene Reizintensität ab. Zweitens haben die Geschmackszellen Erkennungsprobleme, wenn es unübersichtlich wird. Zu viel Geschmack auf einmal ist wie ein Musikstück, in dem sich die unterschiedlichsten Töne kreuzen. Auch hier hat die Natur ein kluges System installiert. Sie hat für jeden Geschmack einen anderen Zeitverlauf erfunden. So fällt es leichter, die einzelnen Komponenten auseinanderzuhalten. Anstatt gleichzeitig, werden einzelne Geschmäcker nacheinander wahrgenommen. Bitteres immer zuerst. Künstliche Süßstoffe und Geschmacksverstärker bringen das System allerdings durcheinander. Im ungünstigsten Fall übertönen sie den natürlichen Geschmack. Für die Zunge ist das, als würde sie versuchen, einem Streichquartett zu lauschen, während im Foyer des Konzerthauses eine Heavy-Metal-Band probt.

Über die Geschmackszellen hinaus befinden sich in jeder einzelnen Geschmacksknospe Stützzellen, Versorgungszellen und teilungsfähige Stammzellen. Letztere sorgen dafür, dass sich die Geschmackszellen alle zehn bis vierzehn Tage erneuern. Genauso lange dauert es übrigens (aus diesem Grund), bis eine verbrühte Zunge die volle Schmeckfähigkeit wiedererlangt hat!

Intakte und aufnahmebreite Geschmackszellen sind das A und O. Nun passiert es schon mal, dass der Kaffee oder die Suppe zu heiß waren. Geschmackszellen mögen keine Hitze und genauso wenig extreme Kälte. (Trockeneis gehört auf keinen Fall in den Mund!) Auch Zigaretten sind Geschmackskiller. Rauchen verändert die Oberfläche der Geschmackspapillen und setzt deren Durchblutung herab. Besonders die Wallpapillen und Pilzpapillen sind davon betroffen: Sie flachen ab oder bilden ungewöhnliche Strukturen heraus, eine verdickte Oberfläche etwa. Eine Untersuchung der Aristoteles-Universität Thessaloniki konnte aufzeigen, dass die feinen Blutgefäße, die diese Papillen versorgen, zum Teil deutlich verkümmert sind. Die typischen Verästelungen fehlen, und statt in einer bogenförmigen Struktur erscheinen sie lediglich als klumpige Verdickungen. Aber auch im ganz normalen täglichen Gebrauch nutzen sich die Geschmacksknospen ab. Ihre Erneuerung alle zehn Tage ist also ein großer Vorteil. Leider ist sie nicht unbegrenzt. Kinder haben mit zehntausend Stück die größte Anzahl an Geschmacksknospen. Bereits im Alter von vierzig Jahren ist nur noch etwa die Hälfte vorhanden, im Alter von siebzig Jahren bisweilen nur noch ein Zehntel. Schmecken ist ein Privileg – genießen Sie es, bevor es zu spät ist!

Das Schlüssel-Schloss-Prinzip

Geschmackszellen verraten, ob das Schokoladeneis eher süße oder feinherbe Schokokomponenten hat oder sogar etwas salzig schmeckt, weil es Hochsommer ist und an den Lippen kleine Schweißperlen kleben. Mit ihrer besonderen Struktur ist jede Geschmackszelle in der Lage, passgenau auf Geschmacksmoleküle zu reagieren. Wie ein Schlüssel oder eine Chipkarte eine Tür, so öffnen Geschmacksmoleküle einen Ionenkanal auf der Geschmackszelle. Saure und salzige Moleküle können es direkt, alle anderen Moleküle (süß, bitter und umami) aktivieren ein Schlüsselprotein (Gustducin) aus der Gruppe der G-Proteine, das seinerseits die Ionenkanäle öffnet. Die G-Proteine, von denen derzeit etwa tausend verschiedene Typen identifiziert wurden, sind eine hochinteressante Vorrichtung. Sie befinden sich in den Zellmembranen, also den Außenwänden, und arbeiten als Schnittstelle zwischen dem Zellinneren und ihrer Umgebung. Damit haben sie die Funktion eines zentralen Vermittlers oder eines pflichtbewussten Pförtners. Ohne sie bliebe der Eingang zur Geschmackszelle verschlossen.

Nicht nur Geschmacksmoleküle wirken auf die G-Proteine ein, unter anderem nutzen auch zahlreiche Medikamente diesen Kommunikationskanal der Zelle, um ihre Wirkstoffe an Ort und Stelle zu bringen. Für die Erforschung der G-Proteine wurden gleich zwei Nobelpreise vergeben: 1994 an die US-Forscher Martin Rodbell und Alfred Gilman im Fach Medizin, 2012 an Robert J. Lefkowitz und Brian K. Kobilka im Fach Chemie. Die an G-Proteine gekoppelten Rezeptoren sind eine der größten und bedeutendsten Proteinklassen im Organismus, die nahezu überall zu finden ist, wo Signale in die Zelle weitergeleitet werden – ob es nun ein Hormon ist, ein Lichtsignal im Auge oder ein Geschmacksreiz auf der Zunge. (Im Körper ist wirklich nichts dem Zufall überlassen, er ist ein fein abgestimmtes System von Wechselwirkungen zwischen Milliarden von Zellen.) Jede Zelle hat kleine Rezeptoren, mit denen sie auf Einflüsse aus der Umgebung reagieren kann.

Im Einzelnen funktioniert das folgendermaßen: Sobald ein Hormon oder ein Molekül, z. B. ein Geschmacksmolekül, auf den G-Protein-gekoppelten Rezeptor trifft, gibt der das Signal, dass außen ein passendes Molekül gebunden ist, nach innen weiter. Dadurch verändern sich an der äußeren Zellmembran die elektrischen Ladungsverhältnisse. Normalerweise herrscht im Zellinneren von Sinneszellen (und Nervenzellen) eine negative elektrische Ladung gegenüber außen. Öffnen sich jedoch Ionenkanäle in der Zellmembran, dann können positive Ionen vermehrt einströmen. Genau dies geschieht jetzt. Durch die Ladungsveränderungen an der Zellwand erhält die Sinneszelle den Anstoß, einen Signalstoff freizusetzen. Diesen Signalstoff – einen neuronalen Botenstoff oder Neurotransmitter – fangen Nervenzellen auf. Sie wandeln ihrerseits das chemische Signal in ein elektrisches um und senden dieses weiter ins Gehirn. Schon ein einziges Molekül des ursprünglichen Signalstoffes kann eine deutliche Reaktion in der Zelle hervorrufen – das System ist hochempfindlich.

So weit, so theoretisch. Praktisch lassen sich mit den G-Proteinen unendlich viele Phänomene erklären, z. B. warum Bier glücklich macht (was *nicht* am Alkohol allein liegen muss!). Der in keimender Gerste vorkommende Inhaltsstoff Hordenin steuert direkt auf den G-Protein-Rezeptor zu. Der erkennt das Hordenin und öffnet den Eingang zur Zelle. Es kommt zur genannten Abfolge chemischer und elektrischer Reaktionen, an deren Ende die stimmungsaufhellenden Dopaminrezeptoren im Gehirn aktiviert werden. Und so entstehen mit jedem Schluck Bier Glücksgefühle, ausgelöst von einem natürlichen Inhaltstoff. Der Biertrinker bekommt von alledem freilich wenig mit, für ihn zählt allein der nächste Schluck und das wohlige Gefühl, das ihn dabei wie ein treuer Freund begleitet.

Hordenin war übrigens ein Zufallsfund. Das Team um den Lebensmittelchemiker Thomas Sommer von der Uni Erlangen-Nürnberg untersuchte eine Reihe von verschiedenen Lebensmittelinhaltsstoffen, insgesamt dreizehntausend. Das Hordenin stach dabei deutlich hervor, es wies die beste Aktivität gegenüber dem Dopamin-D2-Rezeptor auf. Hordenin gibt es auch völlig rauschfrei, es ist in sämtlichen Gerstenmalzgetränken und auch in alkoholfreien Bieren enthalten. Reines Gerstenmalz finden Sie in Naturkostläden, z. B. von der Firma Arche. Damit lassen sich Salatsoßen abrunden, Suppen würzen und wer weiß, vielleicht sogar Glücksgefühle stimulieren. Die englische Queen Elizabeth II. schwört übrigens seit Jahrzehnten auf ein morgendliches Glas Barleywater: Gerstenwasser! Dabei handelt es sich um einen Mix aus in Wasser aufgekochter Naturgerste, der mit etwas Zitronensaft und Honig verfeinert wird. Gerstenwasser ist reich an Mineralstoffen und Spurenelementen und offensichtlich ein Jungbrunnen.

Reizweiterleitung: Zunge-Gehirn-Achse

Nach dem gleichen Prinzip wie der Gersteninhaltsstoff Hordenin gelangen die jeweiligen Geschmacksmoleküle für süß, bitter und umami an ihren entsprechenden G-Protein-Rezeptor. Wie schon gesagt, ticken Sauer- und Salzzellen etwas anders, bei ihnen öffnet sich der Ionenkanal sofort und ohne Pförtner. Durch das Einströmen der Ionen verändert sich die elektrische Energie der Zelle. Das ist ungefähr wie bei einer

Geburtstagsfeier: Strömen die Gäste erst einmal herein, verändert sich schlagartig die Energie im Haus. Dieselbe freudige Erregung verspüren auch die Geschmackszellen beim Eintreffen der erwarteten Moleküle. Über Synapsen und afferente Nervenfortsätze geben sie die Erregung umgehend weiter an die zentrale Koordinierungsstelle im Gehirn. Vorausgesetzt, die drei Hauptnerven, die Geschmacksinformationen aus dem Mundraum an das Gehirn weitergeben, sind voll funktionstüchtig. Was nicht immer der Fall ist: Besuche beim Zahnarzt samt verabreichter Betäubungsspritze führen häufig zu Taubheitsgefühlen am seitlichen Zungenrand und damit einhergehend zu Geschmacksverlusten. Was daran liegt, dass neben der Schmerzweiterleitung auch ein Teil der Geschmacksweiterleitung blockiert wird. Es ist nicht so, dass der Schmerz oder der Geschmack nicht stattfindet, es wird lediglich der Draht für eine Weile abgeklemmt, und die Meldung an das Gehirn bleibt auf der Strecke. Diese Leitungsstörung ist im Fall einer Zahnbehandlung eine feine Sache; was das Schmecken betrifft, ist sie eine eher lästige Begleiterscheinung. Außer, Sie wollten schon immer mal Artischockensaft probieren. Tun Sie es nach einem Zahnarztbesuch, und zwar, solange sich die Zunge noch taub anfühlt.

Was passiert, wenn es bitter schmeckt?

Doch zurück zum Normalfall und zur Reizweiterleitung ins Gehirn. Vorausgesetzt, die Reizwahrnehmung und -weiterleitung ist störungsfrei, erreichen die elektrischen Impulse die Zentrale, sprich das Gehirn. Dort entfachen sie nicht wahllos irgendwo ein Feuerwerk, sondern steuern gezielt zwei Regionen an. Eine davon liegt direkt am Hirnstamm. Hier werden lebensnotwendige Systeme des Körpers kontrolliert, wie Atmung, Kreislauf, Verdauung – und Reflexe. Im Fall des Schmeckens sind das der Würgereflex, der Schluckreflex und der Zungenstreckreflex. »Spucken oder Schlucken« – die Entscheidung wird sofort getroffen, lange bevor bewusste Verarbeitungsprozesse einsetzen. Wenn der bitterere Inhaltsstoff der Brechnuss Nux vomica auf die Zunge trifft, kommt es nicht darauf an, lange über den Sinneseindruck zu grübeln, das Zeug muss sofort raus. Dementsprechend haben sich körperliche und emotionale Reaktionen im Laufe der Evolution verfestigt. Der Würgereflex verhindert, dass wir uns mit Verdorbenem oder Vergiftetem schaden. Die Reflexe funktionieren sogar dann, wenn uns das Verhalten eines Mitmenschen »nicht schmeckt«.

Süßes, Mineralstoffe und Proteine sind dagegen höchst willkommen. Die Zunge erkennt diese Nährstoffe sofort, und das hat eine Kaskade von Reaktionen zur Folge. Der Organismus bereitet sich durch Sekretion von Speichel und Magensaft auf die Verdauung vor. Begleitet wird dies wiederum von Hormonausschüttungen und positiven Empfindungen, die für ausreichend Motivation sorgen, möglichst viel von dieser nährstoffreichen Nahrung zu konsumieren.

Nachdem Geschmackssignale im Hirnstamm einer ersten Prüfung standgehalten haben, erreichen sie den Thalamus im Zwischenhirn. Das ist eine Art großer Bahnhof, in dem alle Eindrücke aus sämtlichen Sinneskanälen zusammenlaufen und in dem die zweckmäßige Weichenstellung erfolgt. Wichtiges gelangt in höhere Verarbeitungszentren, Nebensächliches kommt ins Unterbewusstsein. Tatsächlich gilt auch für Geschmacksinformationen eine Art Fahrplan mit unterschiedlichen Prioritäten. Es gibt die ICEs, die rasch abgefertigt und weitergeleitet werden, und es gibt die ausrangierten Güterzüge auf dem Abstellgleis. Ins Bewusstsein gelangen ausschließlich die für die jeweilige Situation relevanten Geschmacksinformationen: und das sind a) Gefährliches (Bitteres hat immer Vorrang) oder b) Energiereiches (süß/fettig oder würzig/fettig). Weiterhin sind es besonders intensive Eindrücke wie ein auffälliger Geruch oder eine von der Norm abweichende Farbe, die den Weg ins Bewusstsein finden.

Während bei Bitterstoffen bereits kleinste Konzentrationen erkannt werden, bleibt Salziges relativ lange unerkannt. Das liegt an der Wahrnehmungsschwelle, die für Salz eine deutlich höhere ist als die für Bitteres. Salz ist in unseren Speisen allgegenwärtig, sogar unsere Haut und unser Speichel schmecken salzig. Es würde nur stören, wenn wir darauf empfindlich reagieren. Daher nehmen wir Salz erst in höheren Konzentrationen bewusst wahr. Die Information, »leichte Salzkonzentration« gehört daher aufs Abstellgleis im Unterbewusstsein. Sie könnte ja vom eigenen Schweiß herrühren. Auch eine frisch gepflückte Erdbeere kann aus diesem Grund leicht salzig schmecken. Wir bemerken es nicht, weil es keinen Sinn ergibt, dass deswegen gleich die Alarmglocken schrillen. (Das Gegenteil wäre der Fall, würde sie bitter schmecken.) Allerdings gilt: Nur weil wir einen Geschmack nicht bewusst wahrnehmen, heißt das noch lange nicht, dass er nicht existiert. Wer seine Wahrnehmung trainiert, kann das Schmecken deutlich intensivieren. Wussten Sie zum Beispiel, dass einige Mineralsalze (z. B. das bolivianische Rosensalz) leicht süß schmecken? Diese Geschmacksinformation kommt im Normalfall jedoch gar nicht erst ins Bewusstsein. Unbewusst wurde der süße Geschmack natürlich längst registriert und abgespeichert.

Nahrungsaufnahme ist ein vollkommen natürlicher Vorgang, wir haben die perfekte Ausstattung und kämen sehr wohl ohne Ernährungstabellen, Diätratgeber und Kalorienzähler aus, würden wir unserem natürlichen Geschmackssystem (wieder) mehr Vertrauen schenken. Ein Mensch in freier Natur konnte sich seit Anbeginn der Menschheit auf seinen Geschmack verlassen. Nährstoffe, Vitamine und Mineralien werden vom Geschmackssystem erkannt und akzeptiert, Schadstoffe werden ausgestoßen. Sogar für die richtigen Mengen haben wir ein Gespür. Dafür sind wir von der Evolution mit den entsprechenden Feedbackschleifen ausgestattet. Das Geschmackssystem ist flexibel und anpassungsfähig. Sobald die Lebensumstände es erfordern, entwickeln wir besondere Präferenzen, z. B. für fettreiche Nahrung in kalten Polarregionen oder für vermehrte Salzaufnahme nach dem Sport.

Schmeckt's oder schmeckt's nicht? Woran erinnert mich der Geschmack? Will ich mehr davon? Die intellektuellen Verarbeitungsprozesse beginnen schlussendlich im Bewusstsein.

Geschmacksinformationen werden jedoch nicht nur von der Peripherie zum Bewusstsein weitergegeben, sondern auch andersherum, vom Bewusstsein zur Peripherie. Bewusst und zielgerichtet können wir unsere Aufmerksamkeit auf einen bestimmten Geschmack lenken und damit die Geschmackserwartung erheblich beeinflussen.

Die Deutsche Lebensmittel Gesellschaft (DLG) führte im Jahr 2018 das »Kirschsaft-Experiment« durch. Ziel war es herauszufinden, ab welchem Prozentteil sich eine Zuckerreduktion negativ auf den Geschmack auswirkt.

Hierzu erhielten Testpersonen Proben von Kirschsaft mit je unterschiedlichem Zuckeranteil. a) mit dem Originalanteil b) 10 % reduziert c) 15 % reduziert, d) 20 % reduziert. Die Hälfte der Teilnehmer war über den Zuckergehalt informiert, die andere Hälfte machte eine Blindverkostung. Aufgabe für beide Gruppen war es, den Geschmack zu beschreiben.

Das Ergebnis war ziemlich eindeutig: Wer darüber Bescheid wusste, dass er ein zuckerreduziertes Getränk in den Händen hielt, fand es prompt weniger wohlschmeckend. Wer hingegen im Glauben war, es mit einem nichtreduzierten Getränk zu tun zu haben, dem schmeckte es wie gewohnt.

Allein die Information, dass weniger Zucker enthalten war, dämpfte offensichtlich sowohl die Geschmackserwartung als auch das tatsächliche Geschmackserlebnis. Die Forscher gaben am Ende des Experiments sinngemäß folgende Empfehlung weiter: »Wenn Sie Zucker reduzieren wollen, tun Sie es, aber verlieren Sie darüber keine Worte.« Es ist davon auszugehen, dass diese Empfehlung auch auf andere Genussmittel übertragbar ist. Dabei handelt es sich um eine Art negativen Marketing-Placebo-Effekt.

Dass die Geschmackserwartung derart dramatisch gesteuert werden kann, ist Fluch und Segen zugleich. Segen, wenn wir ein Essen bewusst genießen wollen und alles andere um uns herum ausblenden, uns für die einzelnen Geschmackskomponenten innerlich öffnen. Wenn wir in einem Fisch den Geschmack des Meeres nach Salzwasser und Jod wiedererkennen, die feinen Umami-Komponenten seines Fleisches mit der Zunge erspüren. Fluch, wenn wir aus welchem Grund auch immer eine tiefe Abneigung gegen einen bestimmten Geschmack hegen. Diese Abneigung kann erlernt sein oder von einer einmaligen negativen Erfahrung herrühren. In diesem Fall reagieren wir hypersensibel auf alles, was auch nur annähernd an diesen Geschmack erinnert. Jemand, der mit Rosenkohl negative Erfahrungen gemacht hat, reagiert auf Bitterstoffe scheu wie ein Reh auf Besucher. Falls auch Sie oder Ihre Kinder von einer Abneigung gegen Kohlgemüse betroffen sind, sei hier ein kleiner sensorischer Trick verraten: Bitteres Gemüse schmeckt oft besser, wenn es kross gebraten mit zerlassener Butter und etwas Honig oder/ und einer Prise Salz serviert wird. Die Aufmerksamkeit wird in diesem Fall umgelenkt und fällt auf das Unerwartete: den süßen oder salzigen Geschmack.

Warum wir manchmal nicht aufhören können zu essen

Doch nun zur eigentlichen Geschmacksanalyse. Die findet in der Geschmacksrinde des Gehirns statt, dem gustatorischen Cortex. Gusto ist lateinisch und bedeutet schmecken. Diese Hirnregion liegt versteckt in der Tiefe der Großhirnfurche, zwischen Stirn- Scheitel- und Schläfenlappen. Sie ist etwa daumengroß und umfasst die sogenannte Inselrinde, die wiederum neben Geschmack gleichzeitig Gerüche, Tastempfindungen, visuelle und auditive Reize, Emotionen, sprachliche Informationen und Lustempfinden empfangen kann. Die Geschmacksrinde reagiert nicht nur auf eine Stimulation der Geschmackszellen, sondern auch auf mechanische Reizung der Zunge (z. B. durch Kohlensäure) und auf Temperaturreize im Mundraum.

Alle für die Überprüfung der Nahrung wichtigen Informationen laufen in der Geschmacksrinde zusammen. Eine große Rolle spielen dabei auch Gefühle. Jene werden im limbischen System, im sogenannten Mandelkern verarbeitet; Neurowissenschaftler bezeichnen ihn auch als emotionales Machtzentrum. Das trifft es ziemlich gut, denn jeder weiß aus eigener Erfahrung, wie einem Gefühle den Geschmack gründlich verderben können. Lust und Abscheu? Liebe oder Hass? Ablehnung oder Begeisterung? Die Ergebnisse der sensorischen Nahrungsprüfung auf der Zunge gehen bewusst oder unbewusst immer mit einer emotionalen Bewertung einher. Diese Koppelung ist ausgesprochen sinnvoll. Sie sorgt dafür, dass wir für energiereiche Nahrung gegebenenfalls große Anstrengungen unternehmen, um uns diese Nahrung ein weiteres Mal zu beschaffen. Dort, wo es wenig Essen gab und immer noch gibt, ist dieser Mechanismus lebensrettend: Er mobilisiert Kräfte für kilometerlange steinige Wege zur nächstgelegenen Nahrungsquelle. Das motivationale Überbleibsel aus der Steinzeit funktioniert auch heute noch ausgezeichnet, trotz Vorratsschränken, »Drive-in« und Lieferservice. Allein der Gedanke an ein bestimmtes Essen kann ungeahnte Kräfte freisetzen. Umgekehrt können dieselben Kräfte zum Einsatz kommen, wenn es darum geht, eine bestimmte Speise zu meiden, beispielsweise in Fällen, in denen deren Konsum eine Lebensmittelvergiftung nach sich zog.

Nun kann eine Lebensmittelvergiftung ja auch von einem verunreinigten Salat oder von einem im Urlaub am Straßenrand gekauften Stückchen Ananas herrühren. Je nachdem, wie heftig die körperliche Reaktion ausfällt, könnte dieser Zwischenfall für eine lebenslange Abneigung gegen Salat oder Ananas sorgen. Der Psychologe Martin Seligmann hatte im Anflug eines Magen-Darm-Infekts ein Filet mit Sauce béarnaise gegessen. Obwohl er wusste, dass die Ursache der folgenden schweren Übelkeit eine andere war, entwickelte er einen dauerhaften Ekel vor der Soße, der als »Sauce-béarnaise-Syndrom« in die Geschichte einging: Ein einziger kulinarischer »Unfall« reicht aus, um dauerhaften Widerwillen auszulösen. Geschmacksforscher nennen dieses Phänomen auch »one-trial-learning«. Aversionen entstehen schnell und verschwinden nur langsam. Was »Limbi« (den Kosenamen für das limbische System habe ich von dem Autor Werner Tiki Küstenmacher ausgeliehen) nicht will, kommt nicht in den Mund, auch wenn es noch so gesund ist. Wenn sich Limbi beim Anblick von Königsberger Klopsen an einen peinlichen Zwischenfall in der Schulkantine vor zwanzig Jahren erinnert, bei dem der gummiharte Klops von der Gabel in eine fettige Soße gehüpft ist, die das Lieblingsshirt versaute, dann wird Limbi kein Freund dieser Klopse, niemals, es sei denn, extremer Hunger bringt ihn dazu, sich zu überwinden. Oder ein noch größeres, stärkeres Gefühl: Liebe. Verliebt sind wir deutlich mutiger als sonst. Das liegt an dem Bindungshormon Oxytocin, das auch beim Stillen oder durch zärtlichen Körperkontakt (sogar beim Streicheln von Tieren) ausgeschüttet wird. Wir sind unter Einfluss dieses Hormons vertrauensvoller und offener für neue Erfahrungen. Die Motivation, Risiken einzugehen, steigt. Es könnte sich durchaus lohnen, mit der oder dem Liebsten ein Anti-Aversions-Programm für negativ konditionierte Speisen zu starten. Während einer gemeinsamen Mahlzeit steigt der Oxytocin-Spiegel im Gehirn nämlich messbar an.

Liebe hin oder her, Brokkoli wird bei einigen Menschen, ginge es nach Limbi, den Mund auf schnellstem Wege wieder verlassen. Das Ergebnis sieht aus wie ein rückwärts abgespielter Kurzfilm und taugt bestenfalls als Fischfutter. Das lateinische Wort »emotio« ist verwandt mit »emovere«, was »hinausbewegen« bedeutet. Schnelle Abwehr oder kraftvoller Angriff sind Limbis Stärken. Nicht jedes »Bäh« beim Anblick eines gefüllten Tellers ist allerdings berechtigt. Anders als die lebensnotwendige schnelle Abwehr durch Reflexe entspricht Limbis Ablehnung eher der einer Diva. Genauso will er auch umworben werden – mit Anerkennung und salbungsvollen Worten. Versprechen Sie ihm Schönheit, Jugendlichkeit und Langlebigkeit, und Limbi wird Ihnen buchstäblich aus der Hand fressen.

Weil Limbi so impulsiv und reaktionsfreudig ist, steht es unter ständiger Kontrolle der Vernunft. Und die ist als übergeordnete Instanz in der Großhirnrinde angesiedelt. Handlungsimpulse und maßvolle Verhaltensweisen werden von der Großhirnrinde aus gesteuert. Unter ihrer Kontrolle kann man sogar lernen, Bitteres zu mögen und stark Gezuckertes zu meiden. Wenngleich auch die Vernunft zu Urteilsverzerrungen neigt. Die treten häufig dann auf, wenn andere Menschen ins Spiel kommen. So neigen wir beispielsweise dazu, Äußerlichkeiten vorschnell zu vertrauen. Macht etwa ein Bodybuilder auf Instagram Werbung für einen Proteinshake, finden wir das glaubwürdig. Intuitiv vermuten wir, dass der Shake den Muskelaufbau unterstützt. Oder nehmen wir die vegan lebende, gut aussehende Schauspielerin. Die allerdings nicht zwangsläufig aufgrund ihrer veganen Lebensweise (wenn die denn überhaupt der Wahrheit entspricht) zehn Jahre jünger aussehen muss, sondern mit Photoshop nachgeholfen haben könnte. Ein Bild sagt nun mal über Ursache und Wirkung herzlich wenig. Genauso wenig haben zuckerreduzierte Müslis automatisch weniger Kalorien, und Produkte mit grünen Verpackungen haben nicht immer einen Gesundheitsbonus.

Dennoch hat die Vernunft im Vergleich zu Limbi einen entscheidenden Vorteil: Sie kann Impulse bremsen. Wie jenen, nach der vierten Kugel Eis noch eine fünfte zu essen. Und deshalb ist insbesondere der hinter der Stirn liegende Teil der Großhirnrinde ein Segen. Ohne Impulskontrolle folgen wir unseren natürlichen Instinkten, und die lauten in Bezug auf Nahrung: Konsumiere viele Kalorien in kurzer Zeit, meide Rohes und iss möglichst oft dasselbe. Das klingt, als wäre die tägliche Currywurst zumindest für die Chemie im Kopf äußerst zuträglich. Hochkalorisches Essen kann süchtig machen, auf Limbi hat kalorienreiches Essen dieselbe Wirkung wie Drogen. Insbesondere dann, wenn Zucker und Fett in einem Mischungsverhältnis von 50/35 vorhanden sind, wie beispielsweise bei Pommes, Käsekuchen und Nuss-Nugat-Creme. Tatsächlich sind Zucker, Fleisch- und Salzsucht die häufigsten Gründe für ernährungsbedingte Stoffwechselerkrankungen. Ohne den regulierenden Einfluss der Großhirnrinde liefe Limbi schnurstracks in die Falle des genussvollen Überfressens. Laborratten, die schrankenlosen Zugang zu kalorienreichem Futter bekommen – Speck, Würstchen und Käsekuchen –, schwelgten sogar dann noch in ihrer Fresslust, wenn ihnen Elektroschocks drohten. Dieser sogenannten »hedonischen Hyperphagie« kann allein die Großhirnrinde Einhalt gebieten. Die höchste Kontrollinstanz des Bewusstseins sorgt dafür, dass wir Maß halten.

Sofern sie nicht durch anderweitige Beschäftigungen abgelenkt ist! Glauben Sie mir, auch mir käme es sehr gelegen, wenn ich gleichzeitig den Kuchen genießen und einen interessanten Artikel verschlingen könnte. Aber ich kann es nicht, technisch gesehen natürlich schon, ich esse andauernd, während ich andere Dinge tue. Aber es ist immer ein Kompromiss und er geht zulasten des Genusses. Nebenbei etwas zu essen bedeutet mehr essen und weniger genießen. Jedes Essen, das im Gehen oder Stehen, im Zug oder im Auto, Zeitung lesend oder Serien schauend, am Computer arbeitend oder mit dem Telefonhörer in der Hand aufgenommen wird, ist bestenfalls ein halbes Essen. Schlimmstenfalls weicht das Bewusstsein über die im Laufe des Tages konsumierten Kalorien dem totalen Vergessen. Anderweitige Beschäftigungen verhindern nicht nur, dass Sättigungssignale wahrgenommen werden, sie dämpfen auch die Geschmackswahrnehmung. Zwei niederländische Forscherinnen, Reine van der Wal und Lotte van Dillen, untersuchten, wie sich Ablenkung auf die Geschmackszellen auswirkt. Ihre Probanden sollten Denkaufgaben lösen, z. B. sollten sie sich siebenstellige Zahlen- oder Buchstabenkombinationen oder einzelne Zahlen und Ziffern merken, während sie zeitgleich jeweils zwei verschiedene Konzentrationen von saurem Zitronensaft oder süßem Grenadinesirup probierten und wahlweise Cracker mit und ohne gesalzene Butter knabberten. Im Anschluss sollten die Probanden auf einer Skala von eins bis sieben angeben, wie süß, salzig oder sauer ihnen die Nahrungsmittel vorgekommen waren. Das Ergebnis spricht Bände: Beschäftigten sich die Teilnehmer beim Essen oder Trinken mit der längeren Zahl, bewerteten sie den Geschmack als weniger intensiv, und zwar bei allen drei Geschmacksrichtungen.

Welche Auswirkungen dieser dämpfende Effekt hat, zeigten zwei weitere Tests. Im ersten untersuchten die Psychologinnen, wie viele Cracker mit und ohne gesalzene Butter die Probanden während der leichten oder

der schweren Aufgabe verzehrten. Das Ergebnis: Abgelenkt essen wir automatisch größere Portionen und mögen es würziger. Waren es bei der leichten Aufgabe nur rund 45 Prozent der verzehrten Kekse mit Salzbutter, stieg deren Anzahl bei der schweren Aufgabe auf rund 60 Prozent. Ohne den salzigen Aufstrich gab es dagegen keinen Unterschied zwischen den beiden Bedingungen. Die Forscherinnen schließen daraus, dass wir unbewusst den durch die Ablenkung gedämpften Salzgeschmack kompensieren – indem wir mehr Salziges essen. Wer seinen Salz-, Zucker- oder Fettkonsum reduzieren möchte, sollte also zuallererst auf seine Essgewohnheiten achten. Denn merke: Aufmerksames Essen ist gesünderes Essen.

Tipp: Genießen Sie mindestens eine Mahlzeit am Tag bewusst. Und wenn Sie bei einem Geschäftsessen sind, dann denken Sie an die alte französische Regel: Über Geschäfte wird erst »entre la poire et le fromage« sprich, zwischen dem Dessert und dem Käsegang ernsthaft gesprochen. Behalten Sie diese Regel auch im Privaten bei und heben sich Nachfragen nach Schulnoten oder die Verteilung von Hausarbeit für später auf. Ein gemeinsames Essen ist schließlich keine Notenkonferenz.

So gut die Großhirnrinde im Normalfall als Kontrollinstanz auch funktionieren mag, Schlafmangel bringt sie mächtig ins Straucheln. Je weniger Schlaf in der Nacht, desto schwieriger wird die Impulskontrolle am folgenden Tag. Insbesondere die Lust auf Süßes, Fettiges und Würziges ist unter Schlafmangel schwer zu bändigen. Auch hier folgt der Körper einem uralten Instinkt – er kompensiert die fehlende Energie kurzerhand mit hochenergetischem Essen. Das Gleiche gilt übrigens bei anhaltendem Stress. Wider alle Vernunft greifen wir in Stressmomenten zu größeren, fettigeren und süßeren Portionen. Dabei bräuchten wir gerade jetzt Nervenfutter. Und das besteht vor allem aus abwechslungsreicher Kost mit reichlich Gemüse, magerem Fleisch, Fisch und ungesättigten Fettsäuren. Wenn die Nerven blank liegen, hat das nicht selten mit einem Mangel an Vitamin B12 und Omega-3-Fettsäuren zu tun, die wahres Balsam für strapazierte Nerven sind. Sie helfen, die schützende Isolierung an den Nervenfasern zu reparieren. Gegenteiliges ist übrigens der Fall bei Fast Food, das kurzfristig die Stimmung hebt, langfristig aber körperliche Stresssymptome verstärkt.

Wie wir ein Essen *bewerten*, spielt gerade in Stressmomenten eine große Rolle. Essen hat als Seelentröster eine wichtige Funktion. Soulfood ist eine Herzensangelegenheit; es erinnert an Momente, in denen ein anderer für uns gekocht hat, damit wir uns besser fühlen. Hühnersuppe, Pfannkuchen, Milchreis oder Käsespätzle – das typische Trostessen ist meistens Essen von früher. Es schmeckt, weil die Erinnerung eine entscheidende Rolle spielt. Ein Freund kommentierte jedes Mal, wenn ich ihm Bratkartoffeln auftischte, mit »fast so gut wie die meiner Mutter!«. Dieses »fast« schmeckte mir natürlich gar nicht. Mein Ehrgeiz hätte nicht besser geweckt werden können, bis mir irgendwann klar wurde: Was immer ich an den Bratkartoffeln auch verändern würde, niemals kämen sie an das Original heran. Ich hätte sie anders machen können, vielleicht auch besser, aber niemals genauso. Mir fehlte schlicht die eine entscheidende Zutat: Mutterliebe. Die ersten kulinarischen Erfahrungen sind bekanntlich die prägendsten. Die genetische Ausstattung des Geschmackssinns ist der *eine* Teil der Geschmackswahrnehmung, der andere Teil sind all unsere Erfahrungen, individuellen Wertungen und unser Verständnis von Nahrungsmitteln. Schmecken ist, einfach formuliert, das, was wir uns aus dem sinnlichen Erlebnis letztendlich bewusst machen. Geschmack ist das, wofür wir eine Sprache haben. Wenn wir die richtigen Worte finden für das, was wir auf der Zunge spüren. Wenn wir den körperlichen Zustand, den Aromen auslösen, benennen können. Wenn wir Genuss empfinden und das dringende Bedürfnis, selbst kochen zu wollen. Wenn wir rausgehen und an den Dingen riechen, fühlen und lauschen. Schmecken ist sinnlich und intellektuell zugleich. Es gehört zu den grundlegendsten (über-)lebensnotwendigen Fähigkeiten. Wie die Musik sich mit dem Hören beschäftigt und die Biologie mit dem Sehen, sollte es ein Schulfach fürs Schmecken geben.

In Frankreich beginnt das Geschmackstraining früh. Vorschulkinder schärfen ihren Geschmackssinn in sogenannten »Classes du Goût«. Auf dem Lehrplan stehen Geschmackswahrnehmung und Genussfähigkeit. Auch ein Franzose kommt eben nicht automatisch mit einem feinen Gaumen zur Welt. Dass das Land die Feinschmeckernation schlechthin ist, liegt offenbar auch am Training.

Dass man Schmecken lernen kann, dafür gibt es nun wirklich genug Beweise. Wetten, dass Ihnen Bier auch nicht gleich auf Anhieb geschmeckt hat? Weil Sie jedoch *wollten*, dass es Ihnen schmeckt – um Ihren Freunden zu imponieren? –, hielt die Großhirnrinde Limbis Reaktionen in Schach. Und Sie? Gaben sich redlich Mühe, das Geschmacksexperiment zu wiederholen. Bis die Gewöhnung und die Einsicht folgte: »Irgendwie schmeckt es sogar!« Mitunter dauerte es bis zur Anfreundung mit dem bitteren Hopfengeschmack eine Weile, aber immerhin hat es funktioniert. Und was einmal geklappt hat, könnte theoretisch immer wieder gelingen. Limbi wurde sozusagen sanft umprogrammiert. Statt gegen die Bitterstoffe zu rebellieren, lernte es deren Wirkung zu schätzen und steht fortan motivierend zur Seite. Im passenden Kontext, Stichwort Oktoberfest, lässt mancher Limbi dann alle Schranken fallen, bis sprichwörtlich Hopfen und Malz verloren sind. Falls Sie gar kein Biertrinker sind und sich lieber in der Kaffeeecke sehen, gilt übrigens das Gleiche: Die allerwenigsten mögen Kaffee auf Anhieb. Die enthaltenen Bitterstoffe führen zu einer bekannten Reaktion: dem Zungenstreckreflex. Die wiederholte Erfahrung, dass ein frisch aufgebrühter Kaffee die Müdigkeit vertreibt, führt aber schließlich zu einer Neubewertung des bitteren Geschmacks. Er dominiert das Geschehen weniger und kündigt darüber hinaus sogar eine angenehme Erfahrung an. Das Motivationszentrum wird in der Folge umprogrammiert. Aus der ursprünglichen Vermeidungsstrategie wird nun ein gezieltes Aufsuchen. Schmecken und Genießen sind kognitive Leistungen! Es geht weniger darum, was wir auf Anhieb mögen, sondern was wir aus dem Angebot machen. Und das macht Essen und Trinken aus psychologischer Sicht mindestens so interessant wie Lieben und Streiten. In beiden Fällen spielt die Situation eine entscheidende Rolle.

Wo wir uns einer Erfahrung aussetzen, kann der entscheidende Faktor sein. Gefahr kann die spontane Anziehung durchaus erhöhen. Das fanden die Psychologen Donald Dutton und Arthur Aron in ihrem legendären »Hängebrückenexperiment« heraus, das sie über dem Capilano Canyon in North Vancouver durchführten. Die Forscher ließen Männer entweder über eine gefährlich schaukelnde Hängebrücke gehen oder über eine stabile Fußgängerbrücke. Auf beiden Brücken begegneten sie einer attraktiven Frau, die Mitglied des Forscherteams war. Gemeinsam mit der Unbekannten füllten die Männer einen Fragebogen aus und erhielten für eventuelle Rückfragen die persönliche Telefonnummer der Frau. Von denen, die die solide Brücke überquert hatten, rief kaum jemand an. Das Gegenteil war der Fall bei denjenigen, die die lange, instabile Hängebrücke überquerten. Sie fühlten sich von der Interviewerin offenbar so angezogen, dass sie mit ihr telefonischen Kontakt herzustellen versuchten. Das Fazit der Forscher: Spontane Anziehung ist in Momenten physisch erlebter potenzieller Gefahr wahrscheinlicher.

Und warum sollte, was in der Liebe funktioniert, nicht auch mit Geschmäckern möglich sein? In der Tat machen wir andauernd kulinarische Hängebrückenexperimente. Auf Reisen beispielsweise. In Situationen, in denen unsere eigenen festen Vorstellungen zu schwanken, oder zumindest, von einem leichten Wind-stoß erfasst, sacht zu schaukeln beginnen, überrascht uns oft der eigene Mut. In der Fremde probieren wir Neues eher als auf dem Sofa daheim. Wer würde zu Hause schon Vegemite löffeln, Schlangenfleisch pro-bieren oder zum ersten Mal in seinem Leben Austern schlürfen! Die glibberigen salzigen Wesen aus dem Meer erfordern geradezu eine gewisse Grunderregung: Man muss in Stimmung sein, wie bei einem Liebes-abenteuer. Erst dann greift der volle Genuss: das tosende Rauschen der Brandung im Auftakt, span-nungsvolles Kitzeln in der Mitte und die seidige Kühle im Abgang.

Vorsicht scharf! – wenn Geschmack zur Nebensache wird

»Schließ die Augen«, befiehlt Mickey Rourke, alias John, in dem Film 9 1/2 Wochen seiner Filmpartnerin Elizabeth, gespielt von Kim Basinger. Vor dem kalten Licht des geöffneten Eisschranks spielt sich eine der hei-ßesten Szenen der Filmgeschichte ab. Elizabeth lässt sich von John mit allerlei Dingen füttern: Erdbeeren, gekoch-ten Eiern, Trauben, Cocktailtomaten, Wackelpudding, Makkaroni, Honig. Und sie genießt es sichtlich – bis sie auf eine Chilischote beißt. Aus freudiger Neugier wird augenblicklich Schmerz. Allein Milch vermag ihn zu lindern. In gieriger Hast schüttet Elizabeth sie krugweise in sich hinein. Sturzbäche rinnen an ihrem Kinn vorbei und besudeln den blütenweißen Bademantel.

Warum ausgerechnet Milch? Wasser würde das Brennen lediglich verstärken, weil es den Chili-Inhaltsstoff Capsaicin verteilt. Die Milch, bzw. das Fett in der Milch, bindet ihn und lindert damit den Schmerz. Greifen Sie in Situationen wie diesen nie zu Wasser, immer zu Milch, besser noch Sahne oder anderen fetthaltigen Milchprodukten. Sollten Sie beabsichtigen, die Szene aus 9 1/2 Wochen nachzuspielen, bereiten Sie am besten ein Tiramisu vor, mit reichlich Mascarpone. Der hat einen Fettanteil von 80 Prozent und legt sich wie eine kühlende Creme auf die Zunge.

Selten wird der Einfluss der Großhirnrinde so deutlich wie beim Scharfmacher Chili. Chilis zu essen erfordert eine Menge Mut. Und Intelligenz. Sämtliche Säugetiere meiden Chili. Sogar Schweine im mexikanischen Hochland, die an scharfe Essensreste gewöhnt sein sollten, machen einen weiten Bogen um chilihaltiges Futter. Eben *weil* ihnen die kognitive Fähigkeit fehlt, zwischen einem echten Feuer und dem Brennen in ihrem Gaumen zu unterscheiden. Einem echten Chili-Liebhaber hingegen kann es nicht scharf genug sein. Genuss ist für ihn, wenn der Gaumen lichterloh in Flammen steht. Nicht eine Sekunde käme er auf die Idee, dass es sich dabei um ein echtes Feuer handelt. Er kann (dank Großhirnrinde) unterscheiden zwischen dem, was er körperlich empfindet, und dem, was real ist. Wie ein Zuschauer in einem Horrorfilm trotz Herzrasens weiß, dass ihm das Geschehen auf der Leinwand nichts anhaben kann.

»Die Schärfe einer Speise wird durch ein drittes Sinnessystem erfasst, das auf chemische Irritation reagiert«, erklärt Leslie Stein vom Monell Chemical Senses Center. Dabei soll es sich um ein Warnsystem handeln, das uns sagt, wenn unsere Körperoberfläche durch aggressive Chemikalien angegriffen wird, so Stein. Im Fall von Chili reizen bestimmte chemische Verbindungen, darunter das in Chili enthaltene Capsaicin, Ammoniak oder bestimmte ätherische Öle die Zunge und die Mundschleimhäute. Der Pharmakologe David Julius identifizierte als Erster einen Rezeptor für Capsaicin beim Menschen (TRPV1). Es war derselbe Rezeptor, der auf hohe Temperaturen anspricht. Scharfes empfinden wir besonders dort alarmierend, wo die schützende äußere Hornhautschicht fehlt, nämlich in den Schleimhäuten, und zwar in *allen*. Was unter anderem erklärt, warum ein gutes Chili mindestens zweimal brennt. »Es schmeckt scharf« bedeutet korrekterweise »es fühlt sich scharf an« oder »Vorsicht, heiß«. Im englischen Sprachgebrauch haben heiß und scharf dieselbe Bedeutung: »hot«.

Chili befeuert, es brennt in den Augen, es treibt den Schweiß aus den Poren, betäubt die Zunge – warum nur tut man sich das an? Vor allem *wer* tut sich das an? Abenteurer, sog. »sensation seeker«, lieben die extremen körperlichen Reaktionen auf Chilis, Wasabi, Ingwer oder Pfefferkörner. Ein Essen wird umso aufregender, spannender und gefahrvoller, je mehr Nervenkitzel im Spiel ist. Im wahrsten Sinne des Wortes – es ist der Trigeminusnerv, der sämtliche Chili-Empfindungen an das Gehirn weiterleitet. Wer anstrebt, die Schärfeleiter immer weiter nach oben zu erklimmen, hierfür Schweiß, Schmerz und Tränen demutsvoll erduldet, könnte von einer Form von »gutartigem Masochismus« befallen sein. Für den Psychologen Paul Rozin entspringt er derselben motivationalen Quelle, die uns Horrorfilme schauen oder an ein Bungee-Seil gekettet in die Tiefe springen lässt. Das Gehirn wird in Situationen wie diesen geradezu geflutet mit Glückshormonen, mit Endorphinen und Dopamin. Endorphine sind zudem schmerzstillend und hungerdämpfend, sie können rauschhafte Zustände hervorrufen, z. B. das »Runner's High« bei Marathonläufern. Das Pepper-High hält über den Moment hinaus noch eine ganze Weile an, anders, als es bei einer echten, konkreten Gefahr der Fall wäre.

Doch ob echte oder vorgetäuschte Gefahr – kein Tier würde eine solche Unterscheidung treffen. Ein Kleinkind übrigens auch nicht, weil seinem Gehirn die kognitive Reife fehlt. Ähnlich liegt der Fall bei Kälte. Auch hier gibt es einen Rezeptor (TRPM8), der uns vor schädigender Kälteeinwirkung warnen soll. Doch auch wenn er uns regelrecht die Tränen in die Augen treibt und kaskadenartige Niesanfälle auslöst, den Frische-Kick eines extra starken Kaugummis lassen sich die wenigsten nehmen. Die Großhirnrinde deutet die Situation sofort um und erklärt den ausgelösten Kältereflex für zwar stimulierend, aber unschädlich.

Wenngleich Reflexe schwer zu kontrollieren sind, sind wir grundsätzlich in der Lage, mit vollem Bewusstsein auf eine Situation zu reagieren. Wir können uns bewusst für oder gegen etwas entscheiden. Womit wir wieder bei Albert Einstein wären. Dass das Foto mit der rausgestreckten Zunge schlussendlich berühmt wurde, lag an Einstein selbst. Er fand es so gelungen, dass er es vergrößern ließ und mit besten Grüßen an alle seine Freunde und Bekannten schickte.

Sind Sie ein Temperaturschmecker?

Jeder, der schon mal kalte Erbsensuppe und lauwarmes Bier probiert hat, weiß um die Bedeutung der idealen Temperatur beim Essen und Trinken. Eine Kuriosität entdeckten allerdings Wissenschaftler der Brock University in Kanada. Als sie die Zungen von Studienteilnehmern mit einer Thermosonde stimulierten, reagierte jeder Dritte auf Wärme- und Kälteempfindungen mit Phantomgeschmack! Beispielsweise wurde Süße geschmeckt, obwohl gar kein Süße vermittelndes Molekül präsent war. Umgekehrt simulierte ein Kältereiz auf der Zunge bei einigen den Geschmack von etwas Salzigem oder Saurem. Nach Schätzungen von Forschern gehören beeindruckende 20 bis 30 Prozent der Bevölkerung zu diesen sogenannten »Temperaturschmeckern« (thermal taster). Temperaturschmecker verfügen offenbar über eine besondere Verschaltung zwischen thermischen und chemischen Rezeptoren. Die Forscher folgerten: »Für einige Personen kann die Temperatur allein Geschmackserlebnisse auslösen. Diese Personen scheinen generell empfindlicher für Geschmäcker zu sein.«

Über das besondere Phänomen hinaus verfügen wir alle über einen thermischen Geschmackssinn. Kurz, die Temperatur eines Essens oder eines Getränks beeinflusst nachweislich den Geschmack. So weit, so bekannt. Interessant ist, dass einzelne Geschmacksqualitäten unterschiedlich von Temperaturänderungen profitieren. Adstringenz wird intensiver erlebt, wenn die Flüssigkeit warm ist. (Was dafür spricht, den Wein gut zu kühlen.) Andererseits lassen kalte Getränke die Bitterstoffe stärker in den Vordergrund und Süße in den Hintergrund treten. Die Geschmacksintensität leidet ebenfalls unter Kälteeinfluss. Das wiederum wären Argumente, den Wein bei Zimmertemperatur zu genießen. Wäre da nicht die Säure, die in warmen Flüssigkeiten stärker hervortritt. Deswegen gehört Weißwein mit hohem Säureanteil vor Genuss *in* den Kühlschrank.

Auch Süßes wird süßer bei warmen Temperaturen. Was erklärt, warum Schokoladenkuchen in guten Restaurants oft ofenwarm serviert wird.

Oder denken Sie an Eis: Oft schmeckt es viel süßer, nachdem es im Mund erwärmt wurde. Ist es jedoch ganz geschmolzen, empfinden es die meisten als *zu* süß. Als flüssige, aufgetaute Brühe taugt Eis bestenfalls zur Kuchenglasur. Dort haftet es nach dem Antrocknen mindestens so gut wie auf einem damit vollgeklecksten Kinderschuh.

Bei der Süße gibt es einen maximalen geschmacklichen Intensitätsanstieg bei 22 bis 35 Grad Celsius. Bei Eisgekühltem dauert es länger, bis die maximale Geschmacksintensität erreicht wird. Ob der Wein nun eiskalt oder zimmerwarm getrunken wird, ist schlussendlich Geschmackssache. Die bewährte Regel Weißen und Rosé gut gekühlt und Roten bei Zimmertemperatur zu genießen, hat jedenfalls durchaus auch ihre wissenschaftliche Berechtigung. (Was nicht heißt, dass man es nicht auch andersherum halten kann.)

Definitiv hat die Temperatur Einfluss auf das, was wir Schmecken nennen. Am deutlichsten wird er im Hitzebereich. Karel Talavera Pérez von der Universität Leuven in Belgien konnte mithilfe von Studien zur

Erfassung der elektrischen Aktivität von Geschmacksnerven zeigen, dass »die Wahrnehmung von Geschmack
generell abnimmt, wenn die Temperatur über 35 Grad
Celsius ansteigt«. Wer sehr heiße Speisen oder Getränke zu sich nimmt, schmeckt kaum noch etwas. Das
Alarmsignal, die Reaktion auf Heißes, beansprucht
nämlich sämtliche Aufmerksamkeit. »Vielleicht schmecken wir bei solchen Temperaturen«, vermutet Pérez,
»aber wir achten nicht darauf, weil wir uns Sorgen um
das brennende Gefühl machen.« Also Finger weg von
allzu heißen Speisen und Getränken. Sie verbrühen
nicht nur die Zunge, sondern hemmen auch den
Geschmack. Warten Sie lieber ein paar Minuten und
genießen Sie währenddessen die köstlichen Aromen,
die aus einer dampfenden Hühnerbrühe oder einem
frisch aufgebrühten Tee aufsteigen. Nebenbei können
Sie ja immer noch die Hände an dem Becher wärmen.

Wo wir schon mal bei Getränken sind: Es wird nämlich leicht übersehen, dass auch die Temperatur der
Begleitgetränke Auswirkungen auf den Geschmack
hat. Asiaten bevorzugen heißes Wasser oder Tee *vor*
und während des Essens, Nordamerikaner hingegen
eiskaltes Wasser oder eisgekühlte Softdrinks *während*
der Mahlzeiten. Studien zufolge deutet alles darauf
hin, dass unmittelbar nach dem Trinken von kaltem
Wasser die Wahrnehmung von Süße, Schokoladenge-
schmack und Cremigkeit geschwächt ist. Ob die Vorliebe für Eiswasser Übergewicht fördert, wäre noch zu
überprüfen.

Was uns zum Feinschmecker macht

Vielleicht sind Sie irgendwann in Ihrem Leben dem Abbild eines merkwürdigen kleinen Männleins mit riesiger Zunge, übergroßen Lippen und noch größeren Händen begegnet. Die Rede ist vom Homunkulus. Seine seltsamen Proportionen verdankt er dem kanadischen Neurochirurgen Wilder Penfield, der bei Experimenten am geöffneten Schädel auf der Großhirnrinde eine Art Landkarte identifizierte, auf der sämtliche Körperteile punktgenau repräsentiert sind. Allerdings nicht realitätsgetreu, sondern funktionsgetreu. Häufig und intensiv benutzte Gliedmaßen entsprechen einem besonders großen Areal auf dem somatosensorischen Cortex. Je größer ein Körperteil dort repräsentiert ist, umso empfindsamer ist es auch.

Zunge, Lippen und Fingerspitzen beanspruchen die größten Gebiete. Dementsprechend sensitiv reagieren diese Regionen auf Reize. Um sich eine Vorstellung davon zu machen, könnten Sie jemanden bitten, einen Apfelkern, einen Kirschkern und eine Erdnuss auf Ihrem Rücken zu platzieren. Sie werden merken, dass es schwerfällt, die Größen, Formen, Texturen und Konsistenz auseinanderzuhalten. Mit den Fingerkuppen, den Lippen und der Zunge fällt es schon deutlich leichter, auch bei geschlossenen Augen. Das liegt vor allem an der hohen Rezeptordichte auf diesen Körperteilen. Auf einem Quadratzentimeter der Zunge, der Lippen und der Fingerkuppen befinden sich deutlich mehr Rezeptoren als auf derselben Fläche des Rumpfes. Die Zweipunkteschwelle – darunter versteht man den Abstand zweier Reize auf der Haut, die noch als zwei unterschiedliche Punkte wahrgenommen werden – beträgt auf dem Rücken mehrere Zentimeter, hingegen auf der Zunge ein bis zwei Millimeter! Naturgemäß sind wir sprichwörtlich Feinschmecker.

So muss es uns nicht wundern, dass kein Tier imstande ist, ähnlichen Genuss bei der Nahrungsaufnahme zu empfinden wie der Mensch. Bei Hasen und Katzen sind übrigens das Riechorgan und die Schnurrhaare überproportional repräsentiert. Beide Sinnesorgane helfen den Tieren, sich im Dunkeln zurechtzufinden, Gefahren wahrzunehmen und Nahrung aufzuspüren. Wir Menschen mit den feinen Sensoren in den Lippen und auf der Zunge haben die beste Ausstattung, um hochwertige, energiereiche Nahrung zu identifizieren und zu genießen. Energiereiche Nahrung, so die »Expensive Tissue Hypothesis«, unterstützte wiederum die Herausbildung und Nutzung des vergleichsweise großen Gehirns.

Der in Harvard lehrende Anthropologe Richard Wrangham sah insbesondere in der Zubereitung der Nahrung mithilfe von Feuer einen entscheidenden evolutionären Wachstumsschub für das menschliche Gehirn. Schlüssel sei die Energie, die in gegartem Essen in viel größerem Maß steckt als in rohem. Kochen und alles damit in Verbindung stehende, vom Werkzeuggebrauch bis hin zum sozialen Miteinander während der Zubereitung und des gemeinsamen Essens, schuf die Voraussetzungen für das Menschsein. Wissenschaftliche Untersuchungen unter Einsatz bildgebender Verfahren bestätigen, dass sich die korrespondierenden Hirnareale bei intensivem Gebrauch des dazugehören-

den Körperteils nachweislich vergrößern. Wer regelmäßig Klavier spielt, hat größere Areale für die Bewegung
sämtlicher Finger. Nutzungsabhängige Neuroplasti-
zität nennt man diesen Anpassungsprozess. Er drückt
sich beispielsweise darin aus, dass sich das Areal für den
rechten Daumen durch intensive Smartphonenutzung
vergrößert. Nicht nur die »Daumensteuerungsregion«
im motorischen Cortex vergrößert sich, auch die moto-
risch-visuelle Koppelung kann sich verstärken, indem
auf ein dargebotenes Bild oder einen Gegenstand sofort
eine Handbewegung folgt. Ob Sie ein Instagram-Foto
liken oder den automatisierten Griff ins Süßigkeiten-
regal auf dem Weg zur Supermarktkasse ausführen ist
dabei dasselbe. Umgekehrt können sich Areale auch
verkleinern. Um bei dem digitalen Beispiel zu bleiben:
Durch intensiven Computergebrauch verändert sich
die Wahrnehmung für eigene Körpersignale und damit
einhergehend die Vernetzungen im Gehirn, die für die
Wahrnehmung und Interpretation dieser Signale zuständig sind. Spürbar äußert sich das in einem gestör-
ten Hunger- oder Durstgefühl. Für den Homunkulus
wäre eine Verkleinerung mancher Repräsentanzen vielleicht ein ästhetischer Gewinn, für uns Menschen
würde es den Verlust unserer gustatorischen Feinfüh-
ligkeit bedeuten.

4 Warum nicht gleichzeitig essen und fernsehen?

Die Multitasking-Falle

Stellen Sie sich vor, Sie kaufen sich einen schönen, wunderbar weichen Pullover. Jedes Mal, wenn Sie ihn morgens überstreifen, haben Sie dieses angenehme Gefühl auf der Haut, das sich anfühlt wie ein warmer Sommerwind. Leider verblasst dieses Gefühl im Laufe des Tages. Sie treten aus dem Haus, grüßen Ihren Nachbarn, und vergessen ist der Pullover. So geht das in einem fort: Sie fahren Auto und konzentrieren sich auf den Verkehr, Sie eilen zu Terminen, essen zwischendurch einen Happen, holen die Kinder vom Kindergarten ab, räumen auf, telefonieren, schauen fern. Der Pullover berührt, während Sie all diese Tätigkeiten ausführen, Ihre Haut – nur, Sie spüren nichts davon. Es sei denn, Sie halten bewusst inne und erinnern sich daran.

Ähnlich ergeht es uns mit dem, was wir essen. Der erste Löffel eines feinen Schokoladenpuddings kann himmlisch sein. Doch schon der dritte, vierte oder fünfte lässt im Vergleich dazu deutlich nach. Unsere Aufmerksamkeit driftet zusehends ab. Wenn wir schließlich den Rest zusammenkratzen, dann ist meistens schon der Zweck ein anderer – nämlich aufzuessen, wie es sich gehört. Sogar wenn wir die erste Portion mit völliger Hingabe essen, wird die zweite und dritte Portion im Überdruss enden. Anstatt zu schmecken, löffeln wir abwesend in uns hinein. Ein wiederkehrender Reiz führt unweigerlich zur Gewöhnung (Habituation). Außer, wir lenken bewusst Aufmerksamkeit auf ihn. Im Falle des Pullovers, indem wir beispielsweise mit der Hand darüberstreichen.

Die Psychologie spricht von Aufmerksamkeitsökonomie, wenn sich der Fokus nach wenigen Sekunden zugunsten einer spannenderen Alternative verabschiedet. Aufmerksamkeit ist nämlich ein kostbares Gut. Das Bewusstsein verarbeitet pro Sekunde etwa 40 Bit, das entspricht einer siebenstelligen Telefonnummer. Das ist nicht gerade viel und erklärt, warum Multitasking in den meisten Fällen scheitert. Wenn es doch gelingt, dann liegt es an unserem Unterbewusstsein und den dort gespeicherten impliziten Bewegungsabläufen. Der Arm, der während der Netflix-Serie in die Chipstüte greift, braucht keine bewusste Steuerung. Gleichfalls ohne bewusste Steuerung kommt der andere Arm aus, der eine WhatsApp-Nachricht tippt. Allerdings verpassen wir während des Tippens einen kleinen Ausschnitt aus der Serie. Und wenn wir uns bewusst auf das Krachen der Chips, die feinsäuerliche Essignote und das salzige Dahinschmelzen in unserem Mund konzentrieren, können wir zur selben Zeit weder eine Nachricht tippen, noch die Serie schauen. Dass wir alles scheinbar gleichzeitig tun, verdanken wir unserem Unterbewusstsein und dessen sagenhafter Kapazität, elf Millionen Bit pro Sekunde zu verarbeiten. Das ist fantastisch, hat aber einen qualitativen Haken, denn das Unterbewusstsein ist fehleranfällig.

Beispielsweise leidet das Urteilsvermögen unter Multitasking. Oft unterschätzen wir, wie oft wir zwischen Küche und Couch hin- und herpendeln. Das Gleiche gilt für die Menge der zwischendurch gefutterten Snacks. Oder für deren Kaloriengehalt. Besonders kritisch wird es in emotional aufwühlenden Situationen. Eine Studie der Universität Würzburg untersuchte, wie stark das Urteilsvermögen unter emotionaler Anspannung leidet. Die Teilnehmer sollten, während sie einen bewegenden Film anschauten, den Fettgehalt eines Milchshakes einschätzen. Und das stellte sich als schwieriges Unterfangen heraus. Die Studienleiterin Petra Platte erklärt es sich so: »Wir verlieren uns in der emotionalen Situation und haben keine kognitiven Ressourcen mehr, um den Fettgehalt zu bewerten.«

Das Gegenteil ist der Fall, wenn von einem Reiz eine Gefahr ausgeht. Dann reagiert der Körper mit einer (meist unbewussten) Abwehrreaktion. Angenommen, Sie essen, während Sie mit etwas anderem beschäftigt sind, ein paar Mandeln. Das klappt prima nebenbei – bis eine bittere dabei ist. Die bittere Mandel enthält Blausäure, und die ist schädlich. Das weiß Ihr Körper instinktiv: Er reagiert sofort mit Abwehr. Gemäß der Aufmerksamkeitsökonomie geht Lebensrettung vor Unterhaltung.

Die Aufmerksamkeit wird also sofort auf den untypischen Geschmack gelenkt. Allerdings bedarf es einer gewissen Wahrnehmungsschwelle. Und die ist nicht nur von Mensch zu Mensch unterschiedlich hoch, sondern auch von Situation zu Situation. Sobald das Bewusstsein von einer spannenden Aufgabe gefesselt ist, steigt auch die Wahrnehmungsschwelle. Der Verhaltensökonom Brian Wansink nutzte diese Tatsache für einen listigen Undercover-Test. Gemeinsam mit einer Gruppe von Studenten verteilte er in einem Kino in Chicago Popcornbehälter. Selbstverständlich gratis. Was jedoch verheimlicht wurde: das Popcorn war fünf Tage alt. Das schien allerdings keinen der Kinobesucher zu stören, die Behälter wurden restlos leer gegessen. Die Forscher wiederholten das Experiment, diesmal mit vierzehn Tage altem Popcorn. Wieder schien sich niemand daran zu stören. Die Aufmerksamkeit der Versuchsteilnehmer verweilte offensichtlich ungeteilt beim Filmgeschehen. Wie hätten sie wohl auf mit Popcorn-Aroma besprühtes Styropor reagiert?

Die Würzfalle

Geschmacksoptimierte Produkte sind zuverlässige Begleiter. In welchem entlegenen Erdteil auch immer sie auf den Tisch kommen, sie schmecken überall gleich und fühlen sich vertraut an. Mit diesen Eigenschaften haben sie zweifellos einen hohen Wiedererkennungswert. Allerdings haben sie auch einen entscheidenden Nachteil: Sie sind heillos überwürzt. Die beigemischten Geschmacksstoffe kommunizieren miteinander wie die Gäste einer gut besuchten Cocktailparty – man muss schon genau hinhören, um einem einzelnen »Gespräch« folgen zu können. Außerdem herrscht ein beachtlicher Lautstärkepegel – die Geschmäcker überbieten sich gegenseitig.

Seit Jahren wandert der Zucker- und Salzgehalt in Lebensmitteln kontinuierlich nach oben. Selbst wenn auf der Verpackung von Zuckerreduktion die Rede ist, ist damit meistens nur der weiße Zucker gemeint. Verschwiegen werden gerne die bis zu siebzig weiteren möglichen Zuckervarianten. Einige davon schmecken sogar um ein Vielfaches süßer als der bekannte Haushaltszucker. Das wiederum führt dazu, dass die Schwelle, von der aus ein Reiz überhaupt erst wahrgenommen wird, ebenfalls seit Jahren nach oben wandert. Und darunter leidet die Sensitivität. Wer Salziges gewohnt ist, erlebt Ungesalzenes als »fad«. Süßes wird erst als solches wahrgenommen, wenn Zucker oder Sirup enthalten ist. Natürliche Süße, z. B. in Form von Milchzucker oder Fruchtsüße, wird dagegen kaum noch registriert. In die Schlagsahne gehört Zucker, oder nicht?

Natürlich würde sie auch ohne Zuckerzusatz süß schmecken. Genauso wie ungesalzene Nüsse Geschmack besitzen. »Der wichtigste Effekt der Gewöhnung an überwürzte Produkte ist, dass man weniger gewürzte Produkte nicht mehr als angenehm empfindet und quasi in eine Abhängigkeit von Überwürztem gerät. Das haben sich McDonalds und Co längst zunutze gemacht. Sie bilden quasi das High End, wenn es um Überwürzung geht«, schreibt Jürgen Dollase. Er fordert eine »aromatische Abrüstung«, denn: »Wer sich an diese Würzmengen gewöhnt, ist für andere Produkte früher oder später kaum noch zu gewinnen.« Eine Erfahrung, die übrigens die Lebensmittelhersteller selbst regelmäßig machen, die ja durchaus gewillt sind, weniger intensiv gewürzte Produkte auf den Markt zu bringen. Das gute Vorhaben scheitert jedoch allzu oft an den Endverbrauchern, die sich den gewohnten Geschmack zurückwünschen. »Wenn wir die geschmacklichen Vorlieben der Konsumenten nicht treffen, werden sie unsere Produkte nicht kaufen, und die ganze Mühe war vergebens«, bestätigt Nestlé-Manager Jörg Spieldenner gegenüber der *Welt*.

Die gute Nachricht ist: Der kulinarische Sinn ist wie jeder andere Sinn mit einer enormen Plastizität ausgestattet. Zwar kommen wir mit einer neuronalen »Grundausstattung« auf die Welt, können aber durch Lernerfahrungen die Wirksamkeit vorgegebener Bahnen immer wieder verändern. »Lernen«, so der Verhaltensbiologe Eric Kandel, »besteht darin, verschiedene elementare Formen synaptischer Plastizität zu neuen und komplexen Formen zu kombinieren, etwa so, wie wir mit dem Alphabet Wörter bilden.« Jedenfalls ist das Geschmacks-Alphabet unvergleichlich reichhaltig. Schmecken (neu) zu lernen kann eine ungemein reizvolle Erfahrung sein.

Wege aus der Würzfalle

Wir essen täglich im Schnitt fünf Mahlzeiten. Im Jahr etwa zweitausend, in zwanzig Jahren vierzigtausend. Wie viele davon mit voller Aufmerksamkeit? Vielleicht kommen Sie auf fünf, maximal zehn unvergessene Mahlzeiten. Essen ist eine Notwendigkeit, wie Schlafen und Zähneputzen. Einerseits. Anderseits führt diese zweckgebundene Einstellung zu Gewohnheiten, die selten hinterfragt werden. Beispielsweise zu essen, »was gerade da ist«, »weil es weg muss«. Oder den Teller leer zu essen, »weil es sich gehört«. Eine andere Gewohnheit ist, den Salzstreuer zu benutzen, ohne vorher probiert zu haben. Woher will ich wissen, ob *wirklich* Salz fehlt? Oder was ich *eigentlich* essen will? Sogar der Lieblingspullover gerät zur Gewohnheit, wenn wir ihn eine Weile tragen – siehe oben.

Kulinarische Wahrnehmung funktioniert, wenn wir alle Sinne auf das zu Genießende richten. Wie Frischverliebte nur Augen für sich und den anderen haben und damit offen und empfänglich für kleinste und zufällige Berührungen sind. Auf der Zellebene führt diese erweiterte Wahrnehmung zu einer sogenannten Sensitivierung. Die synaptischen Verbindungen zwischen den Nervenzellen werden gestärkt, die Signalübertragung wird intensiviert, das Erlebte wird deutlicher, als lichtete sich ein Nebel. Sämtliche Konturen, Gerüche und Farben einer (Geschmacks-) Landschaft treten deutlicher hervor, wenn sich die Aufmerksamkeit bewusst auf das Essen konzentriert.

Vielleicht haben Sie sich schon mal gefragt, wie

Weinverkoster oder Restauranttester zu ihrem ausgefeilten Urteil kommen. Eine Voraussetzung von präziser kulinarischer Wahrnehmung ist, alles um sich herum auszublenden. Auch wenn dieses »Ausblenden« zuweilen seltsame Blüten treibt. Von dem ehemaligen französischen Präsidenten François Mitterrand ist überliefert, dass er sich auf Anraten seines Kochs Jean Coussau ein Tuch über den Kopf warf, als er sich seiner Lieblingsspeise näherte, weil unter dem Tuch »alle Aromen gefangen bleiben«.

Genussoptimierung ist keineswegs ein Feinschmeckerphänomen. Bei industriell gefertigten Menüs ist es allerdings kein locker übergeworfenes Tuch, sondern eine regelrechte Aromenglocke, unter der das Essen verschwindet. Nehmen wir Tiefkühllasagne. Das beliebte Fertiggericht, das traditionell aus geschichteten Teigblättern, mit Tomaten, Hackfleisch- und Bechamelsoße hergestellt wird, enthält als Industrieprodukt kaum Fleisch, dafür gleich mehrere Zuckerarten, Unmengen Salz, Verdickungsmittel, Hefe, Gewürzextrakte und Aromen. Für jemanden, der sie zum ersten Mal kostet, erscheint sie stark gesalzen, unnatürlich süßlich, zuweilen sogar bitter. Allerdings gewöhnt sich der Gaumen rasch an den Geschmack, die Wahrnehmungsschwelle steigt nach oben und mit ihr die Gewöhnung an industrielle Geschmäcker.

Eine Gewöhnung, der man freilich auch entgegenwirken kann, wenn man denn will. Ein erster Schritt ist achtsames Essen, das lässt die Wahrnehmungsschwelle sinken. Man wird sensibler für Geschmäcker. Nach neuesten wissenschaftlichen Erkenntnissen hat achtsames Essen noch einen angenehmen Nebeneffekt: es lindert Heißhungerattacken. Das haben Lana Seguias und Katy Tapper von der University of London herausgefunden. Unter dem Vorwand, Geschmacksvorlieben zu untersuchen, luden sie fünfzig Versuchspersonen zu einem Mittagessen ein. Es gab ein Vollkornkäsesandwich, Tomaten, Trauben, Cracker und Muffin – alles in allem etwa 800 Kilokalorien. Die Hälfte der Teilnehmer hörte während des Essens ein Audioband, das die Aufmerksamkeit auf die sensorischen Qualitäten des Essens lenkte, wie Aussehen, Konsistenz und Geruch. Zwei Stunden später sollten die Teilnehmer ausführen, was ihnen von dem Mittagessen in Erinnerung geblieben war. Währenddessen stand vor ihnen ein Teller mit Gebäck. Ob jemand zulangte oder nicht, war einzig davon abhängig, ob er zuvor mithilfe des Tonbands auf die sensorischen Eigenschaften des Mittagessens aufmerksam gemacht worden war. Alles in allem verringerte sich die Kalorienaufnahme am Nachmittag nahezu um die Hälfte (110 vs. 200 Kalorien) im Vergleich zur Kontrollgruppe. Die Erinnerung an das Essen selbst spielte keine Rolle, einzige Voraussetzung, um dem Impuls zum Nachmittagssnack zu widerstehen, war, dass vorher achtsam gegessen wurde.

Was lernen wir daraus? »Gut gekaut ist halb verdaut«, ist nur die halbe Wahrheit, die andere ist: »Aufmerksam gekaut, Heißhunger versaut.«

Wie Sie Ihren Gaumen sensibilisieren

1. *Neutralisieren:* Produkttester reinigen zwischendurch immer wieder ihren Gaumen mit Leitungswasser oder Weißbrot, um Geschmack zuverlässig und vor allem objektiv wahrnehmen zu können.

2. *Mit dem Rauchen aufhören:* Zigarettenrauch stört die Geschmackswahrnehmung empfindlich. Wenn es denn sein muss, dann lieber die Zigarette *nach* dem Essen.

3. *Auf die richtige Temperatur achten:* Jedes Mal, wenn Sie Ihre Zunge verbrennen, büßen Sie Geschmack ein. Es dauert etwa zehn Tage, bis sich die Geschmackszellen erneuert haben.

4. *Fasten:* Längere Essenpausen tun den Geschmacksknospen gut. Empfehlenswert ist das Intervallfasten mit einer 16-stündigen Essenspause (z. B. von 18 Uhr abends bis 10 Uhr morgens). Durch das Fasten steigt die Aufmerksamkeit für Geschmacksstoffe.

5. *Gelassen bleiben:* Stress vermindert die Empfindlichkeit für Süßes und Würziges. Wer sich entspannt, hat ein feineres Gespür für Geschmacksverstärker und Süßungsmittel und verzichtet daher aufs Nachwürzen.

6. *Fertiggerichte meiden,* stattdessen an der Frischetheke zugreifen oder gleich selbst kochen. Wer selber kocht, hat die Kontrolle über Salz-, Zucker- und Gewürzmengen.

7. *Schrittweise reduzieren:* Falls Sie Ihren Kaffee gewohnheitsmäßig süßen, reduzieren Sie einfach die Menge des Süßungsmittels, allerdings nicht auf einmal, sondern schrittweise über mehrere Tage oder Wochen. Die »systematische Sensibilisierung« funktioniert übrigens bei allen Geschmacksrichtungen.

8. *Beschreiben:* Versuchen Sie Geschmack in Worte zu fassen. Welche Geschmackskomponenten erkennen Sie, wie ist das Mundgefühl, die Textur, die Temperatur, das Aroma?

9. *Erfahrung teilen:* Sprechen Sie mit anderen über Ihr Geschmackserlebnis, stellen Sie ggf. Gemeinsamkeiten oder Unterschiede fest.

10. *Vermeiden Sie Vorurteile:* Sie beeinflussen die Geschmackserwartung und verändern sogar den wahrgenommenen Geschmack.

11. Zwingen Sie sich nicht, Dinge zu essen, die Ihnen zu stark gewürzt, übersalzen oder verzuckert erscheinen. Sondern seien Sie dankbar für Ihren unverdorbenen Geschmack.

5 Was ist eigentlich Neophobie?

Warum wir unbekannte Geschmäcker scheuen

Nicht zu verwechseln mit den Geschmackstypen ist die Neophobie. Die Neophobie – die Angst vor neuen Geschmäckern – hat weniger mit der Frage zu tun, ob und wie intensiv wir etwas schmecken, als mit der Frage, ob man sich *grundsätzlich* in der Lage fühlt, ein neues Nahrungsmittel zu probieren. Während Superschmecken ein rein physiologisches Phänomen ist, ist die Neophobie eher ein psychologisches.

Verglichen mit einem Computer, liegt es in dem einen Fall an der Hardware, und im anderen Fall an der Programmierung. Freilich kann es auch unterschiedlichste Kombinationen von beidem geben. Beispielsweise kann ein Nichtschmecker, der mit sehr wenigen Zungenpapillen ausgestattet ist, gleichzeitig auch ein Neophobiker sein, aus welchem Grund auch immer. In diesem Fall hält sich seine Neugier auf neue Geschmäcker in Grenzen. Er wird daher immer vertrautes Essen bevorzugen, mit dem einzigen Unterschied: Er würzt es stärker als ein Superschmecker. Umgekehrt kann es Superschmecker geben, die höchst sensibel auf Nahrungsreize reagieren und dennoch äußerst aufgeschlossen für kulinarische Abwechslung sind. Sie mögen Bitter Lemon, gerade *weil* es bitter schmeckt.

Doch woher rührt sie eigentlich, diese Angst vor neuen Geschmäckern? Ihre Spur führt weit zurück in die frühe Menschheitsgeschichte und sah vermutlich so aus: Jäger und Sammler waren selten sesshaft, viel häufiger zogen sie als Nomaden von Revier zu Revier. Dort mussten sie mit dem auskommen, was sie in dem jeweiligen Lebensraum vorfanden. Potenzielle Nahrung prüften sie sorgfältig, indem sie daran schnupperten und Proben davon in den Mund steckten. Was bitter war, spuckten sie aus – noch hatten sie keine Erfahrung mit der neu entdeckten Pflanze. Je nachdem, wie groß die Hungersnot war, sprangen die Mutigsten schließlich in die Bresche; sie probierten etwas mehr und warteten die darauffolgende körperliche Reaktion ab. War sie heftig, waren die anderen gewarnt. Blieb die böse Überraschung aus, wurde die Pflanze, oder der Pilz zum Verzehr freigegeben.

Jede Erfahrung zieht psychologische Folgen nach sich, im ungünstigsten Fall führt sie zu verallgemeinerter Vorsicht und Ängstlichkeit. Der Ängstliche verhungert eher, bevor er sich an einem neuen Geschmack vergiftet.

Das Dilemma ist: Einerseits waren unsere steinzeitlichen Vorfahren darauf angewiesen, immer neue nahrhafte Lebensmittel zu entdecken. Andererseits konnte diese Suche tödlich enden. Die Neophobie, die Angst vor dem Unbekannten, liegt uns in den Genen. In der Frühzeit galt der Geschmack jener Dinge als sicher, die sich in der unmittelbaren Umgebung finden ließen und deren Essbarkeit bekannt war. Heute würde man sagen, der Geschmack der Dinge, die in der Familientradition von klein auf im Küchenschrank zu finden sind. Derjenige, der diese Schränke befüllt, hat einen unbestreitbaren Einfluss auf die Geschmacksbildung, und zwar nicht nur auf die eigene. Im Englischen gibt es den Begriff des »Nutritional Gatekeeper«. Dahinter verbirgt sich jene Person, die das Einkaufen und Zubereiten der Nahrung für die Familie übernimmt und damit einen entscheidenden Einfluss auf die lebenslangen Essgewohnheiten eines Menschen hat. Brian Wansink zufolge kontrolliert der Nahrungswächter 72 Prozent dessen, was in einer Familie gegessen wird.

Welche Produkte begleiten Sie seit Ihrer Kindheit? Nutella, Fruchtzwerge, Prinzenrolle, Duplo, Goldbären? Obwohl die Regale im Supermarkt schier überquellen vor neuen Produkten und Marken, sind es erstaunlicherweise nahezu immer dieselben bevorzugten Produkte, die es über Jahrzehnte hinweg in die einzelnen Haushalte schaffen. »Neophobiker sind äußerst loyal gegenüber Marken. Sofern sie einmal mit einem Produkt vertraut sind, bleiben sie ihm treu«, erklärt Marcia Pelchat. Die Ernährungsforscherin am Monell Chemical Senses Center ist spezialisiert auf Nahrungsvorlieben. Sie ist zu der Erkenntnis gekommen: Neophobie ist ein Persönlichkeitsmerkmal. Wer grundsätzlich weniger geneigt ist, Neues auszuprobieren, und die Sicherheit des Vertrauten bevorzugt, ist auch neuen Geschmäckern gegenüber wenig aufgeschlossen. Anzeichen einer Neophobie sind laut Food Neophobia Scale: a) eine negative Geschmackserwartung (ohne je das Neue probiert zu haben), b) eine geringe Bekanntheit mit fremdländischen Gerichten, und c) eine insgesamt geringe Bereitschaft, unbekannte Lebensmittel zu probieren. Pelchat unterstreicht: »Manchmal behaupten Menschen von sich aus, sie seien wählerisch, und meinen damit, dass sie Feinschmecker sind, die beispielsweise niemals Rosinen mit wachsartigem Schokomantel essen würden. Darum geht es nicht, wir reden bei Neophobie über Menschen, die sich beim Essen auf extrem wenige Produkte beschränken.«

Wenngleich eine genetische Komponente nicht abzustreiten ist, kann Neophobie durch Umweltfaktoren deutlich beeinflusst werden. »Eltern, die selbst wenig Neues ausprobieren, werden ihren Nachwuchs seltener mit neuen Geschmäckern konfrontieren«, sagt Pelchat. »Und umgekehrt verhält es sich mit jenen, die selbst häufiger neue Lebensmittel probiert und positive Erfahrungen damit gemacht haben.«

Das Rennen um die Akzeptanz eines neuen Geschmacks wird schlussendlich auf der Zunge entschieden. Neophobiker sind laut Pelchat besonders empfindlich gegenüber Texturen. Knorpelig, schwabbelig oder glibberig empfinden sie als besonders abstoßend. Die Lebensmittel nur anzuschauen oder zu riechen reicht nicht aus, um der Neophobie Herr zu werden.

Im Rahmen eines EU-Projekts »HabEat« gingen europaweit Forscher der Frage nach, inwiefern die Häufigkeit der Darbietung eines unbeliebten Lebensmittels die Akzeptanz desselben fördert. Dazu wurden Erzieherinnen in verschiedenen Kitas aufgefordert, den Kindern entweder Spinat, Endivien oder Artischockenpüree aufzutischen. Das Ergebnis: Nachdem die Kinder zehnmal das Gleiche gekostet haben, aßen sie die fünffache Menge des jeweiligen Gemüses. Der

Effekt dahinter nennt sich »mere exposure« – je häufiger wir eine bestimmte Erfahrung machen, desto vertrauter wird sie uns. Einer französischen Studie zufolge müsste man ein unbekanntes Lebensmittel sogar elfmal essen, bis es schmeckt. Der Gedanke dahinter: Geschmack entsteht durch Gewohnheit. Und wenn wir uns erst einmal an etwas gewöhnt haben, halten wir nur zu gern daran fest. Denken Sie an Mozzarella. Mit Verlaub, im Grunde schmeckt der doch nach nichts. Trotzdem gehört der obligatorische Mozzarella-Tomaten-Teller zu jeder Grillparty, er fehlt auch garantiert auf keinem Geburtstagsbüfett und ist ein dankbares, weil schnell zubereitetes Abendessen. Jemandem Mozzarella zu verbieten hieße, ihn seiner Gewohnheiten zu berauben. Der Widerstand ist vorprogrammiert.

Ein Freund aus Kalifornien berichtete einst von einem Nachbarsjungen – dem typischen All American Kid, das mit Burger, Pommes, Pizza und Kellog's-Produkten aufgewachsen ist –, das regelmäßig ihn und seine aus China stammende Frau besucht und sich trotz wiederholter Einladung nicht überwinden kann, das chinesische Essen auch nur zu kosten. Allein der Geruch macht den Jungen ganz mürrisch. Die eigene kulinarische Prägung lastet auf ihm wie eine gläserne Decke; sie isoliert ihn von anderen, wertvollen Erfahrungen. Die Frage ist nur, was mit ihm geschieht, wenn die Burger-Quelle einmal versiegt oder aus medizinischen Gründen (der Zehnjährige ist übergewichtig) verschlossen bleiben muss. Je früher im Leben das Probieren des Neuen stattgefunden hat, desto besser, rät die Psychologin Rachel Goldman von der New York

University School of Medicine. »Je länger Sie das Probieren von etwas Neuem vor sich herschieben, desto größer wird die Furcht davor.« Ihre Empfehlung lautet daher: Sich der angstauslösenden Situation auszusetzen – aber in geringen Dosen. Und ohne Druck. Geduld und Beharrlichkeit werden sich auszahlen.

In jedem von uns steckt ein kleiner Neophobiker. Das bekommt insbesondere die Lebensmittelindustrie bei der Einführung neuer Produkte zu spüren. Die Zurückhaltung der Konsumenten gegenüber geschmacklichen Neuheiten ist eines der größten Hindernisse, wenn es darum geht, innovative Zutaten, Speisen oder Geschmacksrichtungen auf den Markt zu bringen. Im Gegensatz zur Unterhaltungselektronikbranche, wo das neueste Produkt immer das Begehrteste ist, stehen die Kunden nicht gerade Schlange, wenn es fortschrittliche Insekten-Burger gibt. Sogar auf neues Verpackungsdesign reagieren manche Menschen mit Argwohn, selbst wenn sie gar keine Neophobiker sind. Und nur weil es mittlerweile Schokolade mit Salz und Chili zu kaufen gibt, lässt das nicht automatisch auf eine Offenheit für ungewöhnliche Geschmackskombinationen bei dem beliebten Genussmittel schließen. Forscher der Cornell Universität testeten jüngst eine innovative Schokoladenkreation an freiwilligen Testessern, die laut Neophobie-Skala *keine* Neophobiker im klinischen Sinne sind. Ihnen wurden drei Schokoladenvarianten vorgesetzt: a) vertraute Milchschokolade in Form einer Praline, b) dunkle Schokolade mit weißer Misopaste, und c) weiße Schokolade mit kandierten schwarzen Oliven. Das Oliven-Modell, das zweifellos am weitesten von dem vertrauten Muster abwich, schnitt in der geschmacklichen Bewertung am schlechtesten ab. Offensichtlich orientierten sich die Probanden an der bekannten und vertrauten Darreichungsform.

Je nach Kulturkreis, Tradition und familiärem Hintergrund liegen Geschmäcker mitunter meilenweit auseinander. Das macht es so schwierig, sich über Geschmack zu verständigen. Schmecken ist etwas höchst Persönliches, es ist die erste Sprache, die wir lernen – nach dem Vorbild unserer engsten Bezugspersonen. Wir essen, was in unserem Kulturkreis von jeher gegessen wird, wir teilen die Vorlieben unserer Großeltern, Eltern und Geschwister und später die unserer Freunde. Vertraute Geschmäcker geben uns ein sicheres Gefühl; wir brauchen keine Anleitung, wie wir mit ihnen umzugehen haben. Nicht weil wir eine Speise *mögen,* essen wir sie, sondern weil wir sie *kennen.* »Man mag etwas, weil man es wieder und wieder gegessen hat. Oder eben nicht«, sagt der renommierte Kopenhagener Geschmacksforscher Per Møller gegenüber der ZEIT. Das Vertraute, sich Wiederholende, führt zu einer Ausschüttung des Belohnungshormons Dopamin. Psychologen der Universität des Saarlandes erfassten Hirnströme von Versuchspersonen in Entscheidungssituationen und beobachteten dabei, wie das Gehirn in Bruchteilen von Sekunden überprüft, welche Alternative ihm bekannter vorkommt. Die vertrautere Alternative ist die attraktivere, auch wenn rational nichts für sie spricht. Dem Unbekannten, wozu auch neue Geschmäcker zählen, begegnen wir mit Skepsis. Wir verstehen sie nicht auf Anhieb und brauchen eine Weile, um den Umgang mit ihnen zu lernen.

In den Fünfzigerjahren lag in den Auslagen von Feinkostgeschäften neben den bekannten Orangen, Ananas und Äpfeln immer häufiger eine braune, hühnereigroße Frucht. Weil niemand mit ihr etwas anzufangen gewusst hätte, lieferten die Händler die »Übersetzung« gleich mit: »Schmeckt wie Stachelbeere«, und eine Anleitung zum Verzehr durfte auch nicht fehlen. Sie lautete: »halbieren und auslöffeln«. Kiwis sind die Birkenstock-Sandalen unter den Früchten: Erst wurden sie vom Mainstream stur ignoriert, dann erlebten sie einen regelrechten Hype, und schlussendlich bleibt man ihnen aus Bequemlichkeit treu. Die Großhändler freut's, denn die Frucht ist unkompliziert im Anbau, relativ robust und lange haltbar, wenn sie nur früh genug geerntet wurde

Weniger unkompliziert im Anbau ist die Avocado, sie verschlingt Unmengen an Wasser – 1000 Liter für zweieinhalb Früchte – hat lange Transportwege hinter sich und muss in speziellen Reifekammern nachreifen. Dennoch ist sie beliebt wie nie. Ob allerdings ihres Geschmacks wegen? Oder weil sie als Superfood hoch im Kurs steht? Ihr Fett gilt als das »gesündere Fett«.

Straußenfleisch, das im Zuge der BSE-Krise populär wurde, wurde mit dem Versprechen beworben, das es »wie Rindfleisch« schmeckt. die unvermeidliche Tofuwurst »wie Wurst«, geröstete Maden »wie Mandelsplitter«. Die Markteinführung von Kiwis, Strauß, Tofu und Insekten gelingt offenbar nur mit Übersetzungshilfen. Denn wie ein Sprichwort zu sagen pflegt: »Was der Bauer nicht kennt, das isst er nicht.« Und was er kennt, erhebt er gern mal zum Kultobjekt, möchte man hinzufügen.

»Wer behauptet, ich mag das und das nicht, outet sich oft – ohne es zu wollen – als kulinarischer Analphabet«, findet Jürgen Dollase. Wenn man die Bewertungen ablegt und sehr fein schmeckt, erlebt man beim Essen etwas, das an die Musik erinnert. Sie erleben Weichheit und Schmelz, das Aufblühen von Aromensträußen, oft geradezu plastische Räumlichkeiten«, erklärt Dollase in einem Interview gegenüber der *Welt* und schiebt einen Satz hinterher, der für Neophobiker und Superschmecker gleichermaßen wie eine unheilvolle Ankündigung klingen muss: »Man kann mit einem Materialeinsatz von etwa zwei Euro einen Gemüseteller machen, der sensorisch so ausgebufft ist, dass man Stunden daran essen könnte.«

6 Die Geschmacksrichtungen

Der Landkarten-Mythos

Es begann mit einem Missverständnis. Im Jahr 1901 schrieb der deutsche Wissenschaftler David P. Hänig eine Arbeit über die »Psychophysik des Geschmackssinns«. Um seine Forschungen anschaulich zu dokumentieren, bildete er die Geschmacksrichtungen süß, sauer, bitter und salzig in Form von Graphen ab. Möglicherweise lag es an seinen rudimentären Werkzeugen – die entsprechenden Computerprogramme sollten erst Jahrzehnte später geschaffen werden –, offensichtlich wurden seine Graphen von anderen Wissenschaftlern missverstanden. Jedenfalls zogen sie die falschen Schlüsse, nämlich dass es für jede Geschmacksqualität eine bestimmte Region auf der Zunge geben müsse. Dass Süßes *nur* vorne auf der Zunge und Bitteres *nur* ganz hinten zu schmecken sei. Als der Übersetzer Edwin G. Boring von der Universität Harvard die Graphen schließlich in eine Art Geschmacks-Landkarte übertrug, schuf er die Voraussetzung für die rasante Verbreitung dieses Irrtums. Was folgte, war im Grunde nichts anderes als ein unfreiwilliger Testlauf für Fake News. Millionen von Schülern lernten (und lernen noch immer) die Landkarten-Zunge auswendig – und scheitern, wenig verwunderlich, kläglich im Selbstversuch.

Zitronenwasser soll nur an den hinteren Zungenrändern sauer schmecken? Salziges nur an den vorderen? Stimmt einfach nicht. Der Wattestäbchen-Test führt zuverlässig zu ratlosen Gesichtern, schlimmstenfalls zu der Befürchtung, die eigene Geschmacksfähigkeit mit Brausepulver, Center Shock und Essigchips überstrapaziert zu haben. Andererseits, warum sollte die Evolution ausgerechnet bei der Zunge auf einer kleinteiligen Gebietstrennung bestehen? Damit man, wenn man sich auf der Flucht vor einem Säbelzahntiger versehentlich ein Stück Zunge abbiss, zur Strafe nie wieder in den Genuss kommen durfte, Süßes zu schmecken? Und beim nächsten Mal gefälligst die Zunge im Mund lassen sollte, wenn man um sein Leben rannte und dabei stolperte? Das klingt unlogisch – und wenn die Evolution eines ist, dann logisch. Deshalb sind die Geschmacksknospen dann auch überall auf der Zunge verteilt, und in jeder Knospe befinden sich Rezeptoren für *alle* Geschmacksqualitäten. Die Landkarte ist ein Übersetzungsfehler, ein wissenschaftlicher Spam, der sich bemerkenswert lange seiner Löschung widersetzt hat. Dabei hat bereits David Hänig in seiner Arbeit ausdrücklich festgehalten: »Süß wird an allen Punkten der Zungengeschmackszone empfunden, aber in abgestufter Intensität.« Gleiches gilt für Saures, Bitteres, Salziges und die neu definierten Geschmacksrichtungen Umami und Kokumi.

Experiment

Material: 1 Wattestäbchen, ½ Glas Wasser, ½ TL Kochsalz

Durchführung: Wasser und Salz mischen, Wattestäbchen in Wasser tauchen und damit über die Zunge wandern. Wer es genau wissen will, wiederholt das Ganze mit Zitronensaft.

Süß

Was haben sämtliche Speiseeissorten dieser Welt gemeinsam? Sie sind kühl, cremig, süß, und sie werden mit Hingabe geschleckt. Der sinnlichste unter allen bekannten Geschmäckern ist der süße. Bereits Neugeborene wissen ihn zu genießen: Sie lächeln und schmatzen selig, wenn man ihnen eine Zuckerlösung auf die Zunge träufelt. Süßes öffnet die Sinne und das Herz. Zum Geburtstag wünschen wir uns einen Kuchen mit Zuckerguss und bunten Streuseln, garantiert keine Bärlauchsuppe.

Kein anderer Geschmack ist in der freien Natur so unbedenklich wie der süße. Während sich Pflanzen mit mitunter gefahrvollen Bitterstoffen in ihren grünen Trieben vor Fressfeinden schützen, locken sie mit unwiderstehlicher Süße in ihren Früchten. Warum? Weil in den Früchten der Samen verborgen liegt – also sollen Vögel und Säugetiere angelockt werden, sie zu fressen und den unverdauten Samen in alle Himmelsrichtungen zu verbreiten. Wenn es um ihre Reproduktion geht, ist die Natur äußerst erfinderisch. Auch die weibliche Eizelle kuschelt sich kurz vor dem Eisprung in einen dicken Zuckermantel; Zuckerrezeptoren in den Spermien helfen wiederum, sie zu finden.

Honig, das Verdauungsprodukt von Bienen, ist nicht nur cremig weich, sondern zuckerhaltig und nährt ein Bienenvolk in den kargen Wintermonaten. Säugetiere und Menschen nähren ihren Nachwuchs mit Milch, deren Bestandteil süß schmeckende Laktose ist. Wo immer es um Vermehrung und Wachstum geht, sind große Mengen Zucker involviert.

Weiterhin wird Zucker im Körper überall dort benötigt, wo Energie umgesetzt wird. Er ist Treibstoff für sämtliche Stoffwechselvorgänge.

Nehmen wir das Gehirn. Es wiegt gerade einmal etwas mehr als zwei Pfund, bei Männern sind es ein paar Gramm mehr. Und nein, zwischen dem Gewicht des Gehirns und dem Intelligenzquotienten besteht *kein* Zusammenhang. Ganz gleich ob weiblich oder männlich, bezogen auf das Gesamtgewicht des Körpers ist das Gehirn mit einem Anteil von etwa 2,5 Prozent vergleichsweise ein Leichtgewicht. Und trotzdem hat es enormen Hunger – es verbraucht ungefähr ein Viertel des täglichen Kalorienbedarfs und sechzig Prozent der Blutzuckervorkommen! Sogar im Schlaf, wenn wir vermeintlich gar nichts tun, verbraucht das Gehirn Energie, die es zur Steuerung und Kontrolle des Kreislaufs, der Atmung und der Stoffwechselvorgänge benötigt. Wenn der Kopf raucht, schmelzen die Pfunde. Schach ist nicht nur eine olympische Disziplin, es taugt sogar zum Abnehmen (sofern man nicht nebenbei Schokolade futtert). Was passiert, wenn der Zuckernachschub im Gehirn ausbleibt, zeigt die bei Diabetikern gefürchtete Unterzuckerung mit Symptomen wie

Schwitzen, Zittern, Herzklopfen, Kopfschmerzen, Heißhunger, Schwindel, Konzentrations- und Sehstörungen bis hin zu Lähmungserscheinungen, Krampfanfällen und Bewusstlosigkeit. Wirksamste Sofortmaßnahme: die Gabe von Traubenzucker.

Leichte Formen der Unterzuckerung kennen wir mehr oder weniger alle: Man fühlt sich matt, müde und abgeschlagen. Bisweilen sogar aggressiv, was daran liegt, dass der Körper das Stresshormon Adrenalin ausschüttet, wenn ihm Zucker fehlt. Das Hormon soll die Leber dazu veranlassen, Speicherzucker freizugeben. Dieser Vorgang ist Teil eines körpereigenen Notfallprogramms zur Regulierung des Blutzuckerspiegels. Der Körper gewinnt Glukose entweder aus Speicherfett oder aus körpereigenen Proteinen in den Muskelzellen. »Unterzuckerung bedeutet zunächst einmal, dass der Körper von der Energie, also von dem, was ihn am Leben erhält, abgeschnitten ist. Was macht der Körper, um diesen Zustand wieder aufzuheben? Er schickt Hormone aus, die der Leber sagen: ›Du musst Energie/Zucker bereitstellen.‹«, erklärt der Diabetologe Otfried Schwab vom Universitätsklinikum Freiburg. »Außerdem versucht der Körper, aus allen Ecken Zucker in Richtung Gehirn zu leiten. Diesen Vorgang nennt man auch Allokation, d. h., dass der Körper in die Lage versetzt wird, irgendwo im Körper Kohlenhydrate aufzutreiben und zum Gehirn zu schicken. Es kann also sein, dass irgendwo in anderen Organen Glykogen abgebaut oder Zucker neu gebildet wird, damit das Gehirn ausreichend versorgt ist.«

Fehlt Zucker, konzentriert sich sämtliche Aufmerksamkeit auf ein einziges Ziel, und das heißt »Zucker tanken«. Die Notwendigkeit, Zucker sofort als solchen zu identifizieren, erfordert, dass die Geschmacksknospen bereits im Mutterleib darauf trainiert werden, Süßes zu erkennen.

Hat übermäßiger Verzehr von Süßem Einfluss auf das Geburtsgewicht des Kindes? Das ist eine Frage, die viele Schwangere beschäftigt. Immerhin ist sie berechtigt, denn je süßer das Fruchtwasser, desto messbar häufiger schluckt der Fötus davon. Eine wissenschaftliche Untersuchung der University of South Australia gab jedoch Entwarnung, allerdings nur für eine Zuckerart, nämlich Haushaltszucker. Kritischer ist eine andere, vermeintlich harmlose Zuckerart zu betrachten, und das ist Fruchtzucker. Nachkommen von Laborratten, die während der Schwangerschaft hohen Konzentrationen von Fruchtzucker in Form von Maissirup ausgesetzt waren (in Mengen, wie sie u. a. in Limonaden üblich sind), hatten messbar höhere Blutzuckerwerte und höhere Leberfettwerte. Große Mengen Obst schaden dem Nachwuchs womöglich mehr, als sie ihm nützen. »Wenn die Mutter während ihrer Schwangerschaft viel Fruktose aufnimmt, hat ihr Nachwuchs ein größeres Risiko, im Erwachsenenalter unter Übergewicht, zu hohem Blutdruck und Stoffwechselstörungen zu leiden«, sagt Antonio Saad von der University of Texas. Für den Ernährungsmediziner Stefan Bischoff ist allerdings nicht der übliche Obstverzehr das eigentliche Problem, sondern die Verwendung von fruktosehaltigem Maissirup in Limonaden, Müslis und Süßigkeiten. Gegenüber dem SWR erklärt er: »Das Problem ist die große Menge an Fruktose, die wir durch gesüßte Getränke und durch Süßigkeiten bekommen. Wenn man davon sehr viel verzehrt, dann kommt man auf Fruktosemengen, die bis vor wenigen Jahrzehnten fast unvorstellbar waren. Und die bringen die gesundheitlichen Probleme, nicht der übliche Obstverzehr.«

Fakt ist, dass Fruchtzucker doppelt so süß ist wie Haushaltszucker, was prägenden Einfluss auf die Zuckerwahrnehmung haben dürfte. Julie Menella und Danielle Reed vom Monell Chemical Senses Center untersuchten 216 Mädchen und Jungen im Alter von sieben und vierzehn Jahren auf ihre Geschmackssensibilität. Dabei trafen sie auf gewaltige Unterschiede; einige Kinder wiesen eine um das Zwanzigfache erhöhte Sensitivität gegenüber süßem Geschmack auf, die *nicht* genetisch begründet war und demnach durch Prägung entstanden sein muss – und das möglicherweise schon vor der Geburt.

Kinder brauchen, da sie sich im Wachstum befinden, enorm viel Energie. Daher die gesteigerte Vorliebe für Süßes – Lieblingsketchup ist garantiert immer der mit dem höchsten Zuckergehalt. Naschen macht selten so viel Spaß wie in der Kindheit, auch weil die Wahrnehmungsschwelle für Zucker bei Kindern viel höher liegt. Gleichzeitig setzt im Vergleich zu Erwachsenen das Gefühl der Zuckerübersättigung erst später ein. Was Erwachsene nach wenigen Bissen als klebrig und zu süß bewerten, ist für kindliche Geschmacksknospen auch nach dem hundertsten Zungenkontakt noch angenehm. Lollis wurden für Kinder erfunden. Genauso Zuckerwatte, ich kenne niemanden, der sie im Erwachsenenalter noch (auf-)essen kann.

Empfänglich bleiben wir für Zucker jedoch auch so. Wir essen ihn vor allem, weil wir Gelegenheit dazu haben. Weil im Büro Schokolinsen auf dem Empfangstisch stehen oder im Konferenzraum Bonbons herumliegen. Weil beim Warten in der Schlange am Supermarkt der Blick immer auf Süßigkeiten fällt und weil zu einem guten Essen ein Dessert gehört und zu einem Film im Kino Popcorn.

Als unsere Vorfahren durch die Wälder streiften, war es eher der Ausnahmefall, dass ihnen süße Snacks vom Himmel vor die Füße fielen, beziehungsweise reife Früchte von den Bäumen. Überhaupt, reifes Obst liefert zwar Fruchtzucker im Überfluss, allerdings selten 365 Tage im Jahr. Erntezeit bedeutet Zuckerzeit. Was der Körper nicht sofort verwerten kann, wandelt die Leber in Speicherfett um. Aus dem Fett wird später wieder Zucker gewonnen. Für einen in freier Wildbahn lebenden Menschen ist das ein perfekter Kreislauf. Sogar Hungerzeiten lassen sich damit überstehen. Nur, was geschieht, wenn Zucker zu jeder Tages- und Nachtzeit verfügbar ist? Wenn das Gleichgewicht aus dem Takt gerät, weil über lange Zeit zu viel Zucker konsumiert wurde? Dass Limonade löffelweise Zucker enthält, ist mittlerweile jedem klar. Dass die Zuckerrezeptoren jedoch nicht sofort in Alarmstellung springen, liegt unter anderem an den zugesetzten Säuerungsmitteln. Unter diesem Tarnmantel versteckt, gelangt das Zuckerwasser ungehindert in den Körper.

Erst ein körpereigenes Sicherungssystem sorgt dafür, dass die Zuckerrezeptoren schlussendlich doch noch als Bremse funktionieren. Wie Wissenschaftler der Universität Iowa herausgefunden haben, ist daran ein Hormon Namens FGF21 schuld. Es wird nach dem Genuss von Kohlenhydraten produziert. Ist der Level des Hormons im Blut zu hoch, sinkt die Lust auf Süßes rapide. Der Zucker schmeckt dann einfach nicht mehr, mit Ausnahme von Fruktose. Offenbar gibt es für diese Fruchtzuckerart eine Ausnahmegenehmigung. Honig und Agavensirup, beide mit viel Fruchtzucker, eignen sich daher nur bedingt zum Süßen. Für den klassischen Rüben-, Rohr-, oder Milchzucker hingegen sind die Zuckerrezeptoren nach einer bestimmten konsumierten Menge nicht mehr empfänglich. Der Appetit verlangt nach Abwechslung, beispielsweise auf etwas Herzhaftes. Wer gerade einen großen Milchshake getrunken hat, greift anschließend mit großer Wahrscheinlichkeit eher zu Pommes als zu einem zweiten Shake.

Umgekehrt kann es sein, dass wir nach dem Genuss von eiweißreicher Nahrung Lust auf ein süßes Dessert bekommen. Auch das aus gutem Grund: Für die Produktion von Glückshormonen braucht das Gehirn den Eiweißbaustein Tryptophan. Der allerdings konkurriert an der Blut-Hirn-Schranke mit anderen Aminosäuren. Die Biochemikerin Petra Schling vergleicht das mit einer Drehtür, an der großes Gedränge herrscht. Zucker wirkt an der Drehtür wie ein Verkehrslotse, er lenkt die meisten Aminosäuren in Richtung Muskeln, bis auf drei – Phenylalanin, Tyrosin und Tryptophan. Letzteres kommt übrigens unter anderem in Kakaobohnen und in Milch vor. Im Gehirn ist Tryptophan an der Herstellung von Serotonin beteiligt. Serotonin wirkt stimmungsaufhellend und beruhigend, weshalb ein Betthupferl in Form von Schokolade am Abend, oder eine warme Milch mit Honig beim Einschlafen bewährte Dienste leisten.

Wenn das Glückshormon Serotonin einmal fehlt und das Stresshormon Adrenalin überwiegt, steigert sich das Verlangen nach etwas Süßem. Auch das ist kein Zufall. Zwischen Stresshormonen und Geschmacksknospen besteht möglicherweise eine unmittelbare Verbindung. Forscher des Monell Chemical Senses Center haben unlängst eine Verbindung zwischen Zuckerrezeptoren und Stresshormonen gefunden. Ein hohes Level an Stresshormonen schwächt die Rezeptoren, Zucker schmeckt dann weniger süß, weshalb unter Stress größere Mengen des Energieträgers Zucker gegessen werden können – Kummerspeck lässt grüßen. Auch wer sich im Normalfall nichts aus Süßem macht, greift in Stressmomenten häufiger zu Süßspeisen. Denken Sie daran, wenn Sie das nächste Mal gestresst noch schnell einen Einkauf im Supermarkt erledigen wollen. Die Wahrscheinlichkeit, dass süße Vorräte in Ihrem Einkaufswagen landen, ist hoch. Kommen Sie gar nicht erst auf die Idee, Ihren Körper mit kalorienarmen Diätprodukten auszutricksen, denn die enthalten Fruchtzucker, der weder satt macht noch annähernd so glücklich wie Vollmilchschokolade oder ein kühles, cremiges Eis.

Auswahl an Süßungsmitteln natürlichen Ursprungs: Rübenzucker (weißer Haushaltszucker), Rohrzucker, Kokosblütenzucker, Süßholzwurzel, Stevia, Milchzucker in Milch und Sahne.

Süßungsmittel natürlichen Ursprungs, die Fruchtzucker enthalten: Fruchtmus, z. B. aus Aprikosen, Trockenfrüchte, Datteln, Honig, Ahornsirup, Agavendicksaft.

Bezeichnungen für industrielle Sirupmischung mit hohem Fruktosegehalt: Isoglukose, Fruktose-Glukose-Sirup, Maissirup, HFCS

Experiment: »Rezeptorblocker Zahnpasta«
Material: Zahnpasta, Zahnbürste, Orangensaft
Durchführung: Putzen Sie Ihre Zähne, trinken Sie anschließend Orangensaft.
Die Idee: Das in der Zahnpasta enthaltene Natriumlaurysulfat blockiert die Zuckerrezeptoren. Die im Orangensaft enthaltenen Bitterstoffe erzeugen einen dominanten bitteren Geschmack. Besser ist es, den Orangensaft zu einem herzhaften Frühstück zu genießen, allerdings vor dem Zähneputzen.

Die Psychologie und der süße Geschmack

Machen wir ein Gedankenexperiment. Wie hätten Sie wohl entschieden? Sie sind in einer Ihnen unbekannten Stadt und benötigen eine Auskunft. Vor Ihnen stehen zwei äußerlich einander ähnelnde Personen. Die eine hält eine Brezel in der Hand, die andere ein Schokoladeneis. Welche Person würden Sie eher ansprechen? Zögern Sie nicht zu lange, fragen Sie die mit der Süßspeise. Es gibt nämlich wissenschaftliche Beweise, wonach Gutes tut, wer Süßes mag. Eine Reihe von Experimenten der North Dakota State University und des Gettysburg College in Pennsylvania führten zu dem Schluss: Wer eine Vorliebe für Süßes hegt, wird von anderen nicht nur als freundlicher, kooperativer und hilfsbereiter eingeschätzt, er verhält sich tatsächlich so. »Süß« wird oft als Metapher für »gut« verwendet. *Du bist so süß*, sagen wir, wenn wir jemanden mögen oder wenn er uns etwas Gutes tut. Das kann die Wahrnehmung anderer in ein günstiges Licht rücken und sich darüber hinaus positiv auf das eigene Verhalten auswirken Bei Ihnen steht demnächst eine Verhandlung an? Stellen Sie was Süßes auf den Tisch.

Sauer

Eine Dachterrasse in New York. Dutzende Gäste scharen sich um das Büfett. Es gibt geviertelte Zitronen, Grapefruits, Limetten und Tabascosoße. Jeder greift beherzt zu, niemand verzieht auch nur eine Miene.

Gastgeber ist Franz Aliquo, der Mann im hellblauen Sportanzug von Puma. »You have to trust me«, beschwört er eine junge Frau, als er ihr die rote Beere in die Hand legt und Anweisungen gibt, wie sie zu kauen ist. Was wie eine heimische Preiselbeere aussieht, ist eine westafrikanische Wunderbeere. Unter Einwirkung ihres Inhaltsstoffs – ein Protein namens Miraculin – verwandelt sich Saures in Süßes. Bis die Wirkung der Wunderbeere nachlässt, schmecken Zitronen nach Fanta und Chilisoße wie ein scharfer Zuckerguss. »Flavour Tripping Party« heißt das Event, das seit dem Jahr 2008 vor allem in den USA populär ist, nachdem die *New York Times* einen Artikel über die Wunderbeere veröffentlichte.

Ob eine Geschmackswelt ohne Saures allerdings erstrebenswert ist, muss jeder selbst entscheiden. Kulinarisch gesehen wäre es ein herber Verlust, denn Sauer ist ein gustatorischer Wirbelsturm. Es erfrischt und reinigt den Gaumen und bereitet den Körper auf Größeres vor. »Sauer macht lustig« – das Sprichwort stammt aus dem 17. Jahrhundert, als lustig noch so viel bedeutete wie »gelüstig« – im Sinne von Gelüste weckend, hungrig machend. Allein der Gedanke an eine Zitrone lässt das Wasser im Mund zusammenlaufen. Ob als Himbeersorbet oder als »Hugo« im Cocktailglas, sauer erfrischt, besonders wenn es mit Kohlensäure kombiniert ist. Forscher haben unlängst herausgefunden, dass die Bläschen in kohlensäurehaltigen Getränken die Sauerrezeptoren ebenfalls aktivieren. Voller Begeisterung tauften sie die Rezeptoren »Champagner-Rezeptoren«.

Die gleichen Rezeptoren reagieren auch auf Kohlensäure in Bier und Mineralwasser, und wer seinen Durst damit stillt, bekommt höchstwahrscheinlich eher Appetit auf etwas Herzhaftes oder Frisches als auf Süßes. (Ein Glas Mineralwasser hilft kurzfristig tatsächlich gegen Heißhunger auf Schokolade, probieren Sie es aus!)

Auffallend häufig liegt auf Vorspeisentellern sauer Eingelegtes: Mixed Pickles, Oliven, gefüllte Weinblätter, Sardellen, Kapern, mit Essig beträufelte Salate. Fast immer essen wir hinterher etwas Herzhaftes oder doch wenigstens gleichzeitig ein Stück Brot oder Knabbereien. Saures wirkt verdauungsfördernd, es regt den Magen an, Säure zu produzieren, und entlastet die Leber. Weswegen besonders oft Fettiges und Schwerverdaubares intuitiv mit Säurehaltigem kombiniert wird, denken Sie an Bratwurst mit Senf oder an Kassler mit Sauerkraut. Kimchi, eine Nationalspeise in Korea, besteht aus milchsäurevergorenem Gemüse. Es wird zum Hauptgericht gereicht und soll die Verdauung anregen. Sauerkraut, Joghurt und Kefir enthalten ebenfalls Milchsäurebakterien, und die sind gut für die Darmflora.

Die Lust auf Saures entspringt nicht selten einer Bitte um Bakteriennachschub von unserem körpereigenen Mikrobiom im Darm! Auch wenn es in diesem Buch primär um die Zunge geht, hat der Bauch beim Geschmack ein Wörtchen mitzureden. Damit er das kann, ist er mit Millionen von Geschmacksrezeptoren in den Darmwänden und den inneren Organen ausgestattet. Die kommunizieren über ein dichtes Geflecht von Nervenfortsätzen mit dem Gehirn und mit der Zunge. Im Fall von Sauer lautet die Botschaft: Gib mir regelmäßig eine Portion, aber übertreib es nicht beim Säuregehalt. Selbst die süßesten Früchte haben immer auch einen Anteil an Fruchtsäure. Ist der Anteil der Fruchtsäure zu hoch, sind die Früchte wahrscheinlich noch unreif – und sofort greift das biologische Warnsystem, die Säurerezeptoren sind alarmiert.

Der US-amerikanische Biologe Charles Zuker entdeckt, dass ein Protein namens PKD2-L1 für die Wahrnehmung von Saurem sorgt. Auf dieses Protein ist Zuker später auch in bestimmten Nervenzellen des Rückenmarks gestoßen. Möglicherweise soll es dort den Säurehaushalt des Körpers überwachen. Der hat allerdings nur bedingt mit saurem Geschmack zu tun. Saure Lebensmittel führen nämlich nicht zwangsläufig zur Übersäuerung. Ganz im Gegenteil. Zitronen und

Orangen wirken im Organismus basisch, obwohl sie sauer schmecken. Das klingt erst einmal paradox. Sehr viele Früchte enthalten organische Säuren, die jedoch verstoffwechselt werden. Ins Blut und damit in den Säure-Basen-Kreislauf gelangen schließlich lediglich die basisch wirkenden Mineralstoffe wie Kalium und Magnesium. Gemüse ist ebenfalls reich an diesen basischen Mineralstoffen und wirkt sich damit positiv auf den Säure-Basen-Haushalt aus. Säurebildend sind im Organismus vor allem zuckerhaltige Getränke und proteinreiche tierische Lebensmittel wie Fleisch, Wurst und Milchprodukte. Sie enthalten Aminosäuren, aus denen im Stoffwechsel Sulfat entsteht. Sulfat bildet zusammen mit Phosphor und Chlorid Säuren, die wiederum den Organismus schädigen können, das gilt insbesondere für Menschen mit Nieren- oder Lungenerkrankungen. Basenhaltige Kräutertees, Obst und Gemüse tun dem Körper in jedem Fall gut.

Was passiert eigentlich mit uns, wenn wir gefühlsmäßig sauer sind? Abgesehen davon, dass wir eine Grimasse ziehen, als hätten wir in eine Zitrone gebissen, keimt in uns der Wunsch zu rebellieren. Und das trifft sich ziemlich gut. Sauer ist nämlich ein rebellischer, ein jugendlicher Geschmack: Die meisten Teenager sind verrückt nach ihm. Bereits Charles Darwin wurde darauf aufmerksam. Er notierte im Jahr 1877 die Beobachtung, dass seine Kinder eine aus Erwachsenensicht abscheuliche Mixtur aus Rhabarber, Milch und Zucker mochten und von den saisonal verfügbaren Früchten besonders die unreifen, sauren bevorzugten. Bis heute scheint sich an der Vorliebe für Saures unter Kindern und Jugendlichen nichts geändert zu haben. Die sauren Früchte unserer Zeit heißen Center Shock, saure Frits, Xtremes, Warheads. Die Influencer Bibi und Julienco testeten auf ihrem YouTube-Kanal die sauersten Süßigkeiten der Welt – und ihr Video wurde millionenfach aufgerufen. Bei einem Produkt aus Finnland (Bilar) sind die Gesichter der beiden Youtuber schmerzverzerrt, gleichwohl hält sie das nicht davon ab, ihr Experiment fortzusetzen. Für die Geschmacksknospen hört der Spaß ab hier leider spätestens auf, sie leiden nämlich unter extremen Säuren. Zudem gelangen die Säuren direkt durch Ionenkanäle in das Zellinnere, das regulierende G-Protein fehlt hier. Im Inneren der Geschmackszelle kann es im Extremfall zur Verklumpung von Zelleiweiß kommen, ähnlich wie bei einem gekochten Ei. Befallenes Gewebe regeneriert sich in der Regel zwar, neigt aber zu Vernarbungen, worunter die Geschmacksfähigkeit insgesamt leidet. Auch wenn das keine lustigen Aussichten sind, beliebt sind die Säuremonster trotzdem – der Markt für saure Frits, Kaugummis, Sprühlösungen und Brausepulver ist riesig.

Einige dieser Süßigkeiten haben einen PH-Wert unter 3. Zur Erinnerung, Wasser hat einen PH-Wert von 7, Essig liegt zwischen 3 und 5. Ab einem Wert unterhalb von 4 beginnen die Zähne Schaden zu nehmen. Zucker und Säure blasen zum Doppelangriff auf den Zahnschmelz. Zitronensäure entkalkt nämlich nicht nur die Kaffeemaschine, sondern auch die Zähne. Die »Zitronensäure«, von der auf der Zutatenliste von Softdrinks und Süßigkeiten die Rede ist, hat mit Zitronen übrigens wenig gemein: Es handelt sich um ein mithilfe von Schimmelpilzen und Glukose synthetisch hergestelltes Laborprodukt. Es steckt in nahezu jedem Supermarktprodukt, egal ob es sich dabei um Chips, Tomatensoße, Gummibärchen oder Tütensuppen handelt. »Zitronensäure« sorgt unter anderem dafür, dass Limonade trotz der Unmengen an Zucker noch genießbar ist.

Dass kleine Kinder Süßes mögen, ist bekannt. Insofern liegt die Frage nahe: Woher rührt eigentlich die Säurepräferenz im Jugendalter? Die an die frühe Kindheit angrenzende Entwicklungsphase steht für weitreichende hormonelle, körperliche und seelische Veränderungen. Risikofreude und Abenteuerlust, sogenanntes »adventure seeking« als psychologische Variable, sind im Jugendalter am stärksten ausgeprägt. Ähnlich wie auf scharfe Speisen reagiert der Körper auch auf Säuren mit Adrenalin und Endorphinen. Beide Hormone wirken schmerzstillend und euphorisierend. Sie werden gleichfalls bei Bungeesprüngen oder riskanten Talfahrten auf der Skipiste ausgeschüttet. Ein Schluck reiner Zitronensaft kann das Vergnügen zwar nicht ersetzen, vielleicht aber verdoppeln. Gesichert ist, dass Zitrusfrüchte die Abwehrkräfte stärken, allein deshalb gehören sie in den Rucksack jedes Abenteurers.

Fun Fact: zehn Jahre jünger dank Grapefruitduft
Parfüms mit Zitrusnoten werden häufig von Jugendlichen favorisiert. Männliche Versuchsteilnehmer, die wiederholt Grapefruit- und Zitrusblütenduft an jungen Frauen geschnuppert haben, assoziierten den Duft unbewusst mit Jugendlichkeit und Frische. Einer Studie der Universität Bochum zufolge, werden Frauen unabhängig von ihrem biologischen Alter um Jahre jünger eingeschätzt, wenn sie diese Duftmischung tragen.

Sauer beeinflusst das Mundgefühl. Ein Tiramisu wirkt weniger mächtig, wenn etwas Abrieb einer Zitronenschale in die Mascarpone gerührt wurde. Ein Salat blüht auf an der Seite einer Vinaigrette. Die saure Gurke auf dem Hamburger lässt ihn leichter wirken. Trockener Weißwein verleiht einer schweren Soße Balance. Ein Gulasch gewinnt an Leichtigkeit, wenn ein paar Tomaten oder eine Scheibe Zitrone mitgekocht wurden. Eine versalzene Suppe kann man mit einem Schuss Essig oder Sauerrahm retten; die Aromen bleiben, anders als bei einer Verdünnungsaktion mit Wasser, vollständig erhalten.

Saure Küchenhelfer
Amalfi-Zitronen (frischer Abrieb, eingelegt oder die getrocknete Schale), Zitrusfrüchte allgemein, Kräuter mit Zitrusaromen wie Zitronengras, Zitronenmelisse, Zitronenverbene und Zitronenminze, Kapern, Quitten und Quittenmus, trockener Weißwein, trockener Rotwein, Sauerrahm, Naturjoghurt, Szechuanpfeffer (trotz des

Pfeffers im Namen gehört der aus der chinesischen Provinz Sichuan stammende Szechuanpfeffer zur Familie der Rautengewächse und ist mit Zitrusarten verwandt, Senf, Senfkörner, hochwertiger Essig, z. B. Balsamicoessig, milchsauer Vergorenes, Kombucha, Kimchi

Salzig

Vornweg ein kulinarischer Taschenspielertrick; die Nachahmung ist sehr zu empfehlen. Halbieren Sie eine Grapefruit und bestreuen Sie die eine Hälfte mit einer Prise Salz, die andere Hälfte belassen Sie pur. Warten Sie eine Weile und probieren Sie von beiden Hälften. Welche schmeckt süßer? (Auflösung am Ende des Kapitels)

Parmaschinken mit Honigmelone, Wassermelone mit Schafskäse, Salat mit Himbeeren – die Allianz aus Salz, Säure und Fruchtzucker sorgt für interessante kulinarische Effekte und ist weithin beliebt. Mit Kulinarik hatte die Evolution allerding relativ wenig am Hut. Funktional und zum Überleben sinnvoll mussten die von ihr geschaffenen Systeme in erster Linie sein. Blut besteht quasi aus gefärbtem Salzwasser; Natriumchlorid ist an sämtlichen Stoffwechselvorgängen beteiligt. (Wer es noch nicht weiß: Nicht nur Tränen, auch Urin und Blut schmecken salzig.) Ohne Natrium kann der Körper kein Wasser in die Zellen aufnehmen.

Nun kann unser Körper aber weder Natrium noch Chlorid selbst bilden. Die Zufuhr dieser beiden Stoffe ist daher lebensnotwendig. Es liegt nahe, dass auch unsere Zunge in Bezug auf Salz äußerst tolerant ist.

Tatsächlich ist die Wahrnehmungsschwelle für Salz vergleichsweise hoch. Die Flüssigkeiten im Körper sollen schließlich immer einen konstanten Salzgehalt haben. Das dynamische Gleichgewicht von Wasser und Salz in der Zelle, außerhalb der Zelle und im Blutkreislauf nennt man Homöostase. Ideal wären hierfür 3 bis 5 Gramm Salz pro Tag. Die stecken allerdings bereits in fünf Scheiben Brot. Mit Wurst und Käse obendrauf werden es leicht ein paar Gramm mehr. Pommes und Chips, vor allem aber Fertiggerichte enthalten massenhaft Salz. Mit der beliebten Salami-Pizza lockt die Salzfalle schlechthin. Einem Test der Stiftung Warentest zufolge kann eine einzige Salami-Pizza weit mehr als den empfohlenen Tagesbedarf an Salz enthalten, durchschnittlich waren es im Test 5,1 Gramm. Mehrere Produkte lagen jedoch deutlich darüber; eine Pizza, ein Bioprodukt, enthielt sogar 7 Gramm Salz. Obwohl das gesundheitlich bedenklich ist, setzt das Stoppsignal der Geschmacksknospen erst ab weitaus höheren Konzentrationen ein.

Die Toleranz gegenüber Salz ist ein Erbe unserer Steinzeit-Vorfahren. Als sie durch die Wälder zogen, gab es weder Salami-Pizza noch Salzsteine, an denen sie lecken konnten wie hierzulande die Wildtiere im Winter. Salz war rar. Manchmal bedurfte es regelrecht Fantasie, es aufzuspüren. Etwa auf der Haut eines anderen. Küssen ist mehr als nur ein romantischer Einfall der Evolution. Während wir unsere Lippen auf die Haut eines anderen Menschen legen, sammeln wir Salzkristalle. Nebenbei informieren wir uns mithilfe des Geruchs- und Geschmackssinns über die Lebenserwartung des anderen, indem wir sogenannte HLA-Gene wahrnehmen (Human Leukocyte Antigene). Jene codieren die Immunität gegenüber Krankheiten. Randnotiz: Je unterschiedlicher die HLA-Gene der beiden Partner sind, desto besser sind die gemeinsamen Nachkommen vor Krankheiten geschützt.

Doch zurück zu den Salzquellen, eine weitere wichtige Ressource ist seit jeher Meerwasser. Das Salz wurde gewonnen, indem man das Wasser verdunsten ließ. Schon früh gab es einen regen Handel mit dem »weißen Gold«. Es war eines der ersten Zahlungsmittel. Die Römer zahlten ihren Soldaten einen Salz-Sold, englisch »salary«, und auch bei uns gab es früher den Begriff »Salär« für das Gehalt. Salz diente dazu, Fisch und Fleisch zu konservieren. Oliven lagerte man in großen Salzfässern, die dadurch haltbar blieben und ihre Bitterkeit verloren.

Letztendlich konservieren auch wir unseren Körper mit Salz, das Flüssigkeiten im Körper bindet. Es mag zwar chic aussehen, mit einer Flasche Evian unter dem Arm umherzuschlendern, notwendig ist es aber nicht, außer vielleicht am Strand in Dubai. Sofern wir regelmäßig alle paar Stunden etwas trinken, sind wir nämlich bestens versorgt. Und wenn gerade kein Wasserhahn oder Getränkeshop zur Stelle ist, zapft unser Körper einfach die eigenen Wasserdepots in den Muskeln und Fettzellen an. Diese Erfahrung machten russische Astronauten während eines Experiments, bei dem sie trotz erhöhtem Salzkonsum und entgegen ihrem Durst kein zusätzliches Wasser zu sich nahmen und dennoch verhältnismäßig viel Urin ausschieden. Forscher rekonstruierten das Experiment später mit Mäusen und entdeckten, dass salzige Nahrung die Produktion von Glucocorticoiden steigert. Diese Hormone regen den Körper an, Fett zu verbrennen. Aus dem abgebauten Gewebe leitet der Körper dann Wasser ab, das später als Urin ausgeschieden wird, um damit überschüssiges Natrium aus dem Organismus zu spülen. Die »Salz-Diät« hat allerdings einen entschiedenen Haken. Das in Kochsalz enthaltene Natrium beschleunigt nämlich den Knochenabbau. Hoher Salzkonsum über einen längeren Zeitraum gilt als Mitverursacher für Osteoporose.

Wer viel und gerne salzig ist, sollte kaliumreiches Obst und Gemüse auf seinem Speiseplan haben. Wie Robert P. Heaney von der Creighton University (Omaha, USA) nachweisen konnte, ist Kalium ein effektives Gegenmittel, um kochsalzbedingten Knochenschäden entgegenzuwirken. Erstens neutralisiert es den Säureüberschuss (nicht nur den, der durch Kochsalz entsteht), und zweitens stoppt es die erhöhte Kalziumausscheidung. Besonders kaliumreich sind grünes Gemüse, Salate, Birnen, Kartoffeln, Reis und Bier. Kalium vermag die schädigende Wirkung von Natrium zwar abzufedern, das im Kochsalz zusätzlich enthaltene Chlorid ist allerdings ein starker Säurebildner. Was insbesondere im Magen für Chaos sorgt: Übermäßige Salzaufnahme gilt denn auch als Risikofaktor für die Entstehung von Magenkrebs. Das zeigen Studien aus Japan, wo sich die Menschen lange Zeit hauptsächlich von in Salz konserviertem Fisch ernährten. Bluthochdruck und Herzinfarkte werden ebenfalls in Zusammenhang mit hohem Salzkonsum gesehen.

Rigoroser Salzverzicht ist allerdings auch keine Lösung. Einer Studie zufolge, die im Jahr 2012 im

Fachblatt »*Heart*« veröffentlicht wurde, haben Herzpatienten, die auf Salz verzichteten, sogar ein höheres Risiko für einen plötzlichen Herztod und eine höhere Gesamtsterblichkeitsrate, als Herzpatienten, die sich normal ernährten. Und wer im Alter unter Verwirrtheit, Schwindel und Vergesslichkeit leidet, hat nicht immer gleich Alzheimer, sondern vielleicht einfach nur Salzmangel.

Es gilt daher einen guten Mittelweg zu finden. Tendenziell dürften die meisten von einer neu gewonnenen Sensibilität gegenüber Salz profitieren. Die Salzrezeptoren haben sich nämlich klammheimlich an die Überdosen in Supermarktprodukten gewöhnt.

Eine Erfindung, die Nachsalzen überflüssig macht, stammt von der Doktorandin Hiromi Nakamura von der Universität Tokio. Es handelt sich um eine »elektrische Gabel«. Die schwache elektrische Spannung stimuliert offenbar die Salzrezeptoren auf der Zunge. In Japan wird jedenfalls seit Neuestem mit Elektrizität gesalzen, das erste »No Salt Restaurant« hat bereits geöffnet. Vielleicht gibt es ja demnächst allerorten zum Sushi vibrierende Stäbchen statt Sojasoße.

Wem diese »Augmented Gustation«, die technische Überlistung der Geschmacksnerven, dann doch zu weit geht, der kann immer noch auf einen bewährten Trick zur Reduktion des Salzkonsums zurückgreifen – und der lautet »Salzstreuer vom Tisch verbannen«. Die Gleichung ist relativ einfach: Starkes Salzen erhöht die Wahrnehmungsschwelle für Salz, weniger Salz lässt früher oder später die Wahrnehmungsschwelle sinken. Und wer hat schon Lust, noch mal aufzustehen, bloß um sich Salz zu holen? Die US-Raumfahrtbehörde

NASA setzt ihre Astronauten vor einem Flug ins All vorsorglich auf eine salzarme Diät, denn wer auf Erden an hohe Mengen Salz gewöhnt ist, leidet vermutlich umso mehr unter dem faden Weltraumessen.

Falls auch Sie das Gefühl haben, deutlich über den empfohlenen 3 bis 5 Gramm Salz pro Tag zu liegen, probieren Sie die Salzstreuer-vom-Tisch-Strategie einfach aus und denken Sie an die hohen Salzmengen in Fertiggerichten. Noch ein Tipp: Kräuter und Gewürze, ob frisch oder getrocknet mineralisieren ein Essen ebenfalls. Und wer selber kocht, kann während des Kochens auf große Mengen Salz verzichten. Den folgenden Rat gab mir Christian Jürgens, Koch im Restaurant »Überfahrt« am Tegernsee: »Kauf dir ein richtig gutes Meersalz (er selbst benutzt Fleur de Sel aus Portugal) und streu es über dein fertiges Gericht. Das macht es unvergleichlich besser und du ersparst dir nebenbei eine Menge Salz beim Kochen.« Ich selbst mag die Meersalzflocken von Maldon. Die stammen aus England und sehen aus wie kleine Pyramiden. Wären sie nicht so salzig, könnte man sie glatt pur knabbern. Auf gebackenem Ofengemüse sehen sie wie kleine Kunstwerke aus. Und was noch besser ist: Es gibt sie auch geräuchert. Zu Pellkartoffeln und Butter schmecken sie, als säße man direkt am Lagerfeuer. Eine kleine Investition wie die in ein hochwertiges Salz, ist manchmal von unschätzbarem Wert.

Und hier die Auflösung zum Test vom Anfang des Kapitels

Die gesalzene Grapefruit schmeckt süßer. Das im Salz enthaltene Natrium reagiert mit der Fruchtsäure. Das ist ein natürlicher chemischer Prozess, der über die Neutralisierung der Säure zu einer verstärkten Wahrnehmung des Fruchtzuckers führt. Das gilt auch für andere saure Obstsorten. Bevor Sie die nächste unreife, versehentlich zu früh angeschnittene Ananas wegschmeißen, salzen sie die Schnittstelle ein wenig und warten einen Moment. Auch Gemüse schmeckt weniger sauer (Tomaten) oder bitter (Brokkoli), nachdem es gesalzen wurde. Salz, mit Fingerspitzengefühl eingesetzt, ist zudem ein wunderbarer Aromenverstärker und Balancegeber. Ein sorgfältig gesalzenes Gericht schmeckt überhaupt nicht salzig, nur intensiver und aromatischer.

Das Geheimnis hinter der versalzenen Suppe

Wenn die Suppe zu salzig ist, sagt man, der Koch sei verliebt. Stimmt es denn wirklich, dass Liebe den Geschmackssinn verändert?

Glaubt man dem Sprichwort, so ist die versalzene Suppe den Hormonen des Kochs oder der Köchin geschuldet. Tatsächlich sind bei Frischverliebten die Hormone etwas aus dem Takt. Verschiedene Hormonpegel sind erhöht, und das kann für die Wahrnehmung von Geschmack eine Rolle spielen. »Hormone spielen eine zentrale Rolle im Körper, alles was wir empfinden, was wir fühlen, ist hormonell bedingt«, erklärt Carsten Harms vom Forscherteam des Technologie-Transfer-

Zentrums (ttz) in Bremerhaven. Der Wissenschaftler und sein Team haben das Sprichwort im Jahr 2013 experimentell erforscht. Dazu luden sie sechsundvierzig Personen ein, an einer Studie teilzunehmen. Im Vorfeld erhielten die Teilnehmer einen Fragebogen, den sogenannte Passionate Love Scale Test. Darin wird beispielsweise gefragt, wie oft jemand an seinen Partner denkt und ihn vermisst. Neben den Frischverliebten gab es je eine Gruppe von Singles und Menschen in längeren Beziehungen als Kontrollgruppen. Im Blut sämtlicher Teilnehmer wurden die Verliebtheitshormone Testosteron und Oxytocin gemessen. Während des Tests sollten alle Probanden schmecken, riechen und Speichelproben abgeben.

Tatsächlich stellte sich heraus, dass die Frischverliebten eine eher hohe Salzschwelle hatten. Die Singles und Festvergebenen dagegen hatten eine niedrigere. Je höher die Salzschwelle, desto mehr Salz muss ins Essen, um subjektiv denselben Geschmackseindruck zu erreichen. Freuen Sie sich also über eine versalzene Suppe, sie enthält ein Liebesgeheimnis. Lassen Sie es auf sich wirken, und was den Salzgeschmack angeht: Dagegen hilft ein Stück Weißbrot.

Umami

Der Umami-Rezeptor ist ein kulinarischer Glücksfall. Umami lässt uns ins Schwärmen geraten, es ist das gewisse Gefühl auf der Zunge, für das wir lange keine Worte hatten, wenn wir würzig, herzhaft, köstlich meinten. Etwas, das nicht einfach nur salzig schmeckt,

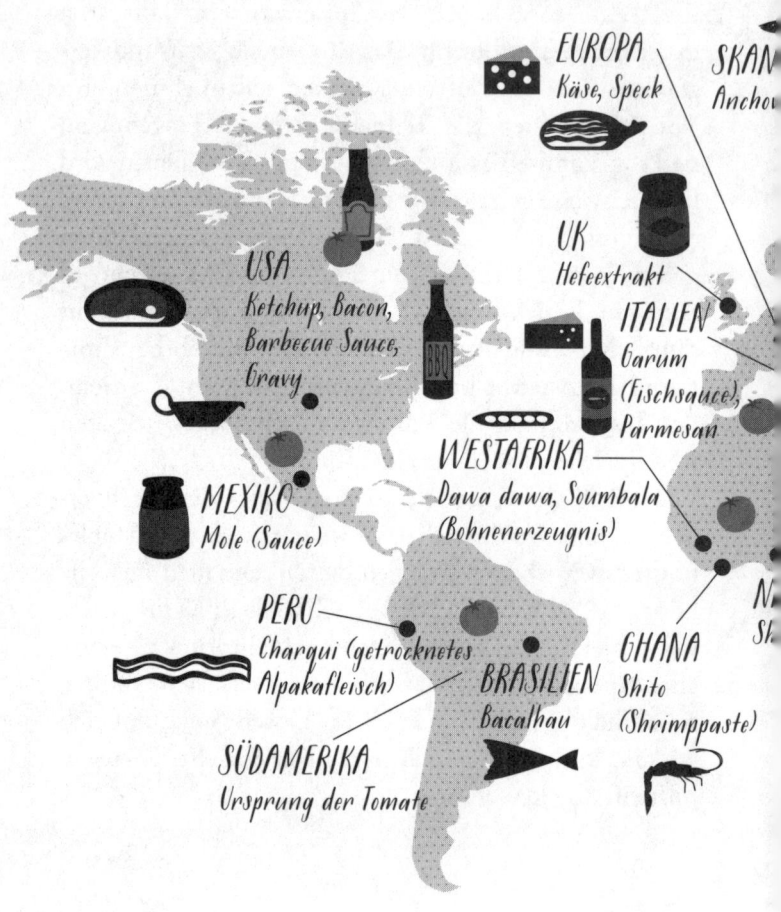

EUROPA
Käse, Speck

SKAN...
Anchov...

UK
Hefeextrakt

ITALIEN
Garum
(Fischsauce),
Parmesan

USA
Ketchup, Bacon,
Barbecue Sauce,
Gravy

WESTAFRIKA
Dawa dawa, Soumbala
(Bohnenerzeugnis)

MEXIKO
Mole (Sauce)

PERU
Charqui (getrocknetes
Alpakafleisch)

BRASILIEN
Bacalhau

GHANA
Shito
(Shrimppaste)

N...
Sh...

SÜDAMERIKA
Ursprung der Tomate

In jeder Küche dieser Welt gibt es landestypische umamireiche Würzmittel.

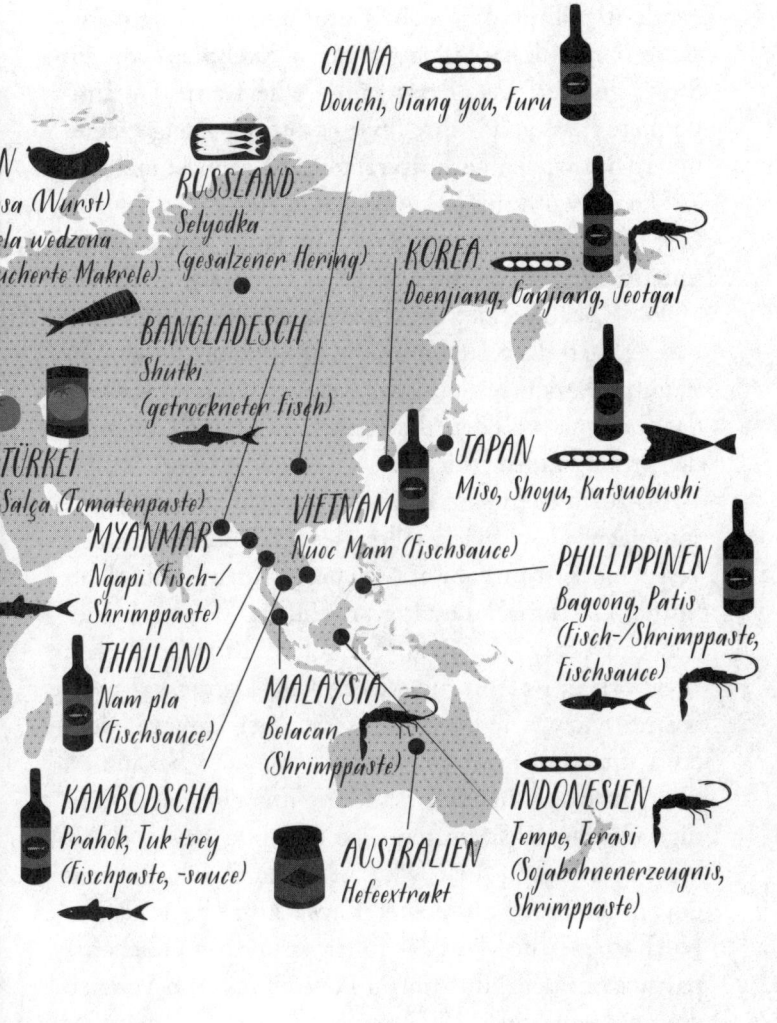

CHINA
Douchi, Jiang you, Furu

RUSSLAND
Selyodka
(gesalzener Hering)

KOREA
Doenjiang, Ganjiang, Jeotgal

BANGLADESCH
Shutki
(getrockneter Fisch)

JAPAN
Miso, Shoyu, Katsuobushi

TÜRKEI
Salça (Tomatenpaste)

VIETNAM
Nuoc Mam (Fischsauce)

MYANMAR
Ngapi (Fisch-/
Shrimppaste)

PHILLIPPINEN
Bagoong, Patis
(Fisch-/Shrimppaste,
Fischsauce)

THAILAND
Nam pla
(Fischsauce)

MALAYSIA
Belacan
(Shrimppaste)

KAMBODSCHA
Prahok, Tuk trey
(Fischpaste, -sauce)

AUSTRALIEN
Hefeextrakt

INDONESIEN
Tempe, Terasi
(Sojabohnenerzeugnis,
Shrimppaste)

EN
asa (Wurst)
rela wedzona
iucherte Makrele)

sondern vollmundig, lebhaft und intensiv. Doch Vorsicht, Umami hat Suchtpotenzial! Nehmen wir ein Stück gut gereiften Parmesan – eine wahre Umami-Granate. Lassen wir ihre Splitter auf der Zunge zergehen, dann wollen wir unverzüglich nur eines: mehr!

Umami wurde im Jahr 1908 von Kikunae Ikeda, einem Geschmacksforscher aus Kyoto in Japan entdeckt. Er untersuchte die geschmacksgebenden Bestandteile der »Dashi«-Brühe, einer beliebten japanischen Brühe aus Meeresalgen. Es gelang ihm, die Aminosäure Glutaminsäure zu extrahieren und das Salz der Glutaminsäure – das Glutamat – als den Geschmacksträger von Umami in der Brühe zu identifizieren.

Bis zur finalen Anerkennung von Umami als eigenständigem Geschmack sollten jedoch noch Jahrzehnte vergehen. Erst im Jahr 2009 wurde Umami offiziell als fünfter Geschmack bestätigt, nachdem Wissenschaftler der University of Miami School of Medicine einen zugehörigen Rezeptor identifizierten. Damit war zweifelsfrei nachgewiesen, dass es sich bei Umami nicht etwa um eine Kombination aus den vier bekannten Geschmäckern handelt, sondern um eine eigenständige Geschmacksrichtung. Die fehlende wissenschaftliche Bestätigung hielt Kikunae Ikeda allerdings nicht davon ab, Profit aus seiner Entdeckung zu schlagen. Noch im gleichen Jahr begannen er und ein Geschäftspartner mit der industriellen Herstellung und Vertrieb von Mononatrium-L-Glutamat. Gewonnen wird es aus Weizenproteinen. Unter Einwirkung von Salzsäure wird das enthaltene Gluten hydrolysiert und in Glutamin und Glutaminsäure aufgespalten. Letzteres gelangte als kristallisiertes Salz auf den Markt, wo es als streufähiges Würzmittel unter dem Namen »Essenz des Geschmacks« sofort regen Absatz fand und noch heute findet.

Glutamat wirkt belebend. Im Gehirn führt es als Neurotransmitter zur Aktivierung von Nervenzellen. Ob allerdings Glutamat aus der Nahrung die Blut-Hirn-Schranke überwindet, ist fraglich. Einige Besucher asiatischer Restaurants in denen Mononatriumglutamat (MNG) verwendet werden, berichten dennoch vom »China-Restaurant-Syndrom« mit Schwindel, Kreislaufproblemen und Herzrasen. Wissenschaftliche Studien hierzu sind widersprüchlich; sie belegen weder, dass es ein solches Syndrom gibt, noch dass es nicht existiert.

Mononatriumglutamat in Lebensmitteln ist vor allem deswegen umstritten, weil es dazu verleitet, mehr zu essen, als beabsichtigt. Ähnliches bewirkt auch Hefeextrakt. Dieser gilt zwar als natürlicher Geschmacksverstärker, auf das Essverhalten hat er aber dieselbe Wirkung wie künstliches Mononatriumglutamat, das im Gegensatz zu Hefeextrakt kennzeichnungspflichtig ist. Dass ein Produkt Hefeextrakt enthält, erkennen Sie entweder anhand der klein gedruckten Zutatenliste oder an der Kennzeichnung »mit natürlichem Geschmacksverstärker«. Wer auf sein Gewicht achten muss, ist gut beraten, sämtliche verarbeitete Fertiggerichte und Würzmittel, die Glutamat oder Hefeextrakt enthalten, zu meiden.

Die hierzulande wohl bekannteste Variante der Glutamat-Würze ist Maggi. Der Drei-Sterne-Koch Christian Jürgens erinnert sich, dass seine Großmutter selbst Rouladen immer mit Maggi würzte. Auch wenn er selbst darauf verzichtet, bleibt typischer Rouladengeschmack für ihn immer auch Maggigeschmack. Scherzhaft nennt es Jürgens sein Maggi-Trauma.

Dass Menschen zu Würze greifen, ist keineswegs ein modernes Phänomen, sondern seit Jahrhunderten gängige Praxis. Im antiken Rom verwendete man »Garum«, und das bestand nun wirklich aus einer rein natürlichen Zutat: fermentierte Fischsoße. Aufmerksame Asterix-Leser kennen Garum aus dem Band *Asterix in Italien*. Hier wird das große Wettrennen von Modicia bis Neapolis von dem Garum-Fabrikanten Lupus gesponsert. Sein Produkt wird dann auch als »Würze der Sieger« beworben.

Im *Kochbuch des Apicius* aus dem 3./4. Jahrhundert ist überliefert, dass vor allem kleine Fische wie Sardellen oder Makrelen, aber auch Fischabfälle oder Fischinnereien mit viel Salz in offenen Becken wochenlang in der prallen Sonne vor sich hin gärten. Begleitet von bestialischem Gestank – Patrick Süskind mag ihn im Sinn gehabt haben, als er in seinem Buch *Das Parfum* den Fischmarkt in Paris als »allerstinkendsten Ort des gesamten Königreichs« beschrieb. Ab und zu wurde die vergorene Fischmasse umgerührt, bis schließlich eine klare, bernsteinfarbene Flüssigkeit entstand und abgezapft werden konnte. Sie soll einen charakteristischen, vergleichsweise feinen Eigengeruch gehabt haben. Zuweilen wurde Garum mit Wein oder Gewürzen abgeschmeckt. Die Römer badeten jedenfalls ihre Speisen regelrecht in Garum. Mönche aus dem Fischerdorf Cetara an der Amalfiküste entdeckten Garum im Mittelalter wieder. Seitdem wird dort die »Colatura di Alici di Cetara« produziert, allerdings in Fässern aus

Eichen- oder Kastanienholz und ausschließlich aus frisch gefangenen Sardellen.

Als ich während meiner Recherchen Vincent Klink in seinem Stuttgarter Restaurant »Wielandshöhe« besuchte, wusste ich bereits, dass er ein eigenes Rezept zur Herstellung von Garum ausgetüftelt hat. Ich sprach ihn darauf an und bat, es abdrucken zu dürfen, was er ohne Umschweife bejahte. An dieser Stelle: Danke, Vincent Klink für die geheime Umami-Wunderwaffe aus der gehobenen Küche.

Vincent's Garum-Sociorum
100 Gramm Sardellen bzw. Anchovis, nur gesalzen und nicht in Öl (Falls die Sardellen in Öl eingelegt sind, sollten sie vor der Verwendung mit heißem Wasser abgespült werden.)
1 TL Meersalz
3/8 Liter Weißwein
3 EL Weißweinessig
1 EL Steinpilzpulver
1 Blatt Nori-Algenblätter (Seaweed)

Alle Zutaten in eine Schüssel oder einen Topf geben. Sobald die hauchdünne Alge weich und aufgequollen ist, das Ganze kurz aufkochen. Anschließend mixen und in eine Flasche abfüllen. Im Kühlschrank hält sich das Garum mindestens 2 Monate. Sie können es löffelweise als verstärkende Würze für zahlreiche Gerichte verwenden, für Pasta, Suppen und Soßen, Salate usw.

Der Umami-Geschmack zeugt von der Anwesenheit von Proteinen in der Nahrung. So finden sich natürliche Umami-Vorkommen in vielen eiweißreichen Lebensmitteln: in gereiftem Käse, in Waldpilzen, Meeresfrüchten, Algen, etlichen Fleischsorten, vor allem aber in Kaninchen und Ente, in Erbsen, Eiern, Sellerie, Zwiebeln, Knoblauch und Kräutern, in Sardellen und Tomaten.

Eines der umamireichsten Lebensmittel überhaupt ist Parmesan. Er enthält etwa 1200 Milligramm Glutaminsäure pro 100 Gramm. Das erklärt, warum typisch italienisches Essen so köstlich schmeckt und Parmesan einer der beliebtesten Käsesorten ist. Den original Parmigiano Reggiano dürfen nur Käsereien in und um die italienischen Städte Parma und Reggio nell'Emilia unter strengen Auflagen produzieren. Die Kühe, deren Milch für die Herstellung verwendet wird, müssen aus der Region stammen und dürfen ausschließlich unverarbeitetes natürliches Grünfutter fressen. Zudem muss der Käse mindestens zwölf Monate reifen. Die Verwendung von Zusatzstoffen ist verboten. Als im Jahr 2012 in dieser Region die Erde heftig bebte, zeichnete sich für den Parmesan eine existenzielle Tragödie ab: 360 000 Parmesanleiber wurden in Stücke gerissen. Dass die Parmesanproduktion gerettet werden konnte, ist einem der weltbesten Köche, Massimo Bottura, zu verdanken. Er kochte ein einfaches Risotto mit Käse und Pfeffer, das *Risotto Cacio e Pepe,* und forderte weltweit Kollegen auf, dasselbe Gericht zu kochen. In Japan, London, New York – überall kochten Menschen damals *Risotto Cacio e Pepe*, und kauften hierzu den zerbrochenen Parmesan. Die Produktion war gerettet. Heute stehen in der »Osteria Francescana«, dem Restaurant Botturas in Modena, fünf unterschiedlich gereifte Parmigiano Reggiano mit fünf unterschiedlichen Texturen und Temperaturen auf der Speisekarte. Bottura nennt es »Five textures, five temperatures and five levels of umami«. Das Restaurant wurde gleich zweimal zum besten Restaurant der Welt gekürt, zuletzt im Jahr 2018.

Parmesan verwandelt nicht nur Risotto und Pasta in Haute Cuisine, auch einfache Gemüsegerichte profitieren von ihm ungemein. Sein salziger, umamireicher Geschmack bremst Bitterstoffe und intensiviert fruchtige Aromen, beispielsweise das von Tomaten, Fenchel oder Zucchini. Als preiswerte Alternative für den Alltag empfiehlt sich der Grana Padano, der oft als kleiner Bruder des Parmesans bezeichnet wird. Auch er schmeckt würzig, weil er aber weniger strenge Auflagen zu erfüllen hat, ist er etwas günstiger.

Schnelles Umami-Rezept für zwischendurch (für 2 bis 4 Personen)

Kochen Sie den Inhalt einer Packung (einer kleinen für zwei Personen, einer großen für vier) Spaghetti in reichlich kochendem Salzwasser al dente (wenn Sie es eilig haben, nehmen Sie die extra dünne Sorte und heizen das Wasser vorher im Wasserkocher). Geben Sie die abgetropften Spaghetti in eine große Salatschüssel, rühren Sie mindestens vier Esslöffel Olivenöl unter (und wenn Sie haben, ein paar Tropfen Garum!). Salzen Sie je nach Bedarf mit Meersalz und überstreuen Sie das Gericht großzügig mit dem Parmesan.

Wenn Sie mögen, können Sie dieses einfache Basis-gericht beliebig aufpeppen: mit zerstoßenen Pfeffer-körnern, mit etwas Knoblauch und einer Handvoll zerkleinerten Kräutern (z. B. Basilikum, Oregano, glatte Petersilie), mit Ricotta und Spinat, mit ge-kochten Kichererbsen und Koriandersamen oder mit klein geschnittenen getrockneten Tomaten und Oliven.

Die Umami-Rezeptoren arbeiten selbst dann, wenn andere Geschmäcker versagen, beispielsweise im Falle einer Erkältung oder bei niedrigem Luftdruck. Das erklärt nicht nur die Beliebtheit der glutaminsäure-reichen Hühnerbrühe oder Rinderbrühe in der Er-kältungszeit. Sogar der enorme Tomatensaftverbrauch an Bord von Flugzeugen lässt sich damit begründen. Unter normalen Bedingungen schmeckt Tomatensaft eher muffig und sauer und kommt allenfalls als Zutat für eine eisgekühlte Bloody Mary infrage. In Reiseflug-höhe tritt der saure Geschmack in den Hintergrund, und der Tomatensaft entfaltet seine geschmackliche Fülle, besonders unter Beihilfe von Salz und Pfeffer.

Der Umami-Rezeptor ist übrigens ein Verwandter des Zuckerrezeptors. Verstärkung bekommen die Umami-Rezeptoren wiederum von den Salzrezepto-ren. Waldpilze schmecken aus diesem Grund noch intensiver mit in Butter eingedünsteten Zwiebeln, die ja eine gewisse Grundsüße mitbringen und einer Prise Salz.

Gerade weil es so schmackhaft ist, kann Umami unter gesundheitlichen Aspekten wertvolle Dienste leisten, bei Menschen, denen es an Appetit mangelt. Margot Gosney, Vorsitzende des Forschungskomitees der Britischen Gesellschaft für Altersforschung, schlägt vor »Krankenhausessen mit umamihaltigen Zutaten zu bereichern, um es attraktiver für Kranke und ältere Personen zu machen«, deren Geschmackssinn naturgemäß weniger gut arbeitet und die daher oft zu wenig essen. Umami stärkt den Appetit garantiert.

Und es stillt den Hunger nach einem langen Arbeitstag. Für alle, die sich abends gerne ein schnelles und schmackhaftes Essen zubereiten wollen, ohne vorher groß einkaufen zu müssen, eignen sich folgende haltbare Lebensmittel als Vorräte: Olivenöl, Parmesan, getrocknete Tomaten, Oliven und Tomatenmark, Zwiebeln, Oregano, getrocknete Steinpilze, Sardellen, Fischsoße oder Garum, Walnüsse, Paprikapulver, Sternanis und Meersalz. Zusammen mit Rundkornreis oder Pasta lassen sich damit verschiedenste Kombinationen in kurzer Zeit zusammenstellen und gegebenenfalls mit frischem Gemüse ergänzen.

Was Sie noch wissen sollten: Zubereitungstechniken wie Grillen, Rösten und Frittieren steigern den Umami-Geschmack. Grund hierfür ist die sogenannte Maillard-Reaktion, benannt nach dem französischen Naturwissenschaftler Louis Camille Maillard. Sie beschreibt verschiedene Umwandlungsprozesse von Aminosäuren und Glukuose unter hohen Temperaturen. Die entstehende braune, knusprige Kruste ist besonders geschmacksintensiv und für das typische Aroma und die Färbung von eiweißreichem Geröstetem, Gebackenem und Gebratenem verantwortlich. Ideal ist eine helle bis mittlere Bräunung und Temperaturen unter 170 Grad. Noch ein kleiner Tipp, geben Sie bei bitterem Gemüse eine Prise Zucker oder Ahornsirup hinzu und verwenden Sie Süßrahmbutter zum Braten und Grillen.

Gut zu wissen

»Maggi« gibt es auch als pflegeleichte Balkon- und Gartenpflanze. Das »Maggikraut« heißt eigentlich Liebstöckel und schmeckt wie die bekannte Würze. (Die allerdings gar kein echtes Liebstöckel enthält.) Liebstöckel wurde im 16. Jahrhundert als Aphrodisiakum verwendet – daher auch der deutsche Name. In Frankreich nennt man das Kraut wegen seines Geschmacks und Aussehens umgangssprachlich auch »céleri bâtard«, also »falscher Sellerie«. Die Blätter duften beim Zerreiben nach Sellerie, sie werden fein gehackt in Eintöpfen und Soßen einfach mitgekocht. Die Stängel können Sie in feine Stücke schneiden und dünsten, beispielsweise als Gemüsebeilage oder als Beigabe in ein Püree. Die Wurzeln des Liebstöckels haben eine wesentlich stärkere Würzkraft als das Kraut selbst. Deshalb werden sie häufig getrocknet und gemahlen verwendet. Liebstöckel enthält als Heil- und Gewürzpflanze in allen Pflanzenteilen ätherische Öle, es entwässert und wirkt verdauungsfördernd.

Bitter

Geben Sie Ihrem Kleinkind ein Stück Bitterschoko-
lade, machen Sie ein fröhliches Gesicht und sagen
dabei »Hmm, Schokolade!« Sie können sicher sein,
dass aus dem Kind ein Schokoladenverweigerer wird
(so wie es mit derselben Technik ein Brokkoli-Ver-
weigerer wurde). Es wird eine Weile dauern, bis das
Kind bemerkt, dass nicht *jede* Schokolade bitter
schmeckt.

Spaß beiseite, nach allem, was bislang über Geschmack gesagt wurde, erscheint es vernünftig, die
Wahrnehmung einzelner Geschmacksrichtungen zu
trainieren. Alle – bis auf eine. Die Bitterwahrnehmung
ist eine heikle Angelegenheit. Einerseits brauchen wir
Bitterstoffe, sie sind für unsere Gesundheit unverzicht-
bar. Andererseits reagieren viele darauf hypersensibel.

Chemisch gesehen ist Bitter das Gegenteil von Sauer.
Ausgehend von pH-neutralem Wasser mit einem Wert
von 7, sind bis 14 aufsteigende pH-Werte basisch.
Dabei gilt: je höher der Wert, desto bitterer die Substanz. Natronhydrogencarbonat hat einen pH-Wert
von 8,2. Es soll bei Sodbrennen helfen, überschüssige
Magensäure zu neutralisieren, gebräuchlicher ist es als
Backpulver. Viele Obst- und Gemüsesorten sind leicht
basisch. Weshalb sie für den Körper ausgesprochen
gesund sind, besonders wenn dieser durch einseitige,
kohlenhydratlastige und ballaststoffarme Ernährung
übersäuert wurde.

Im indischen Ayurveda und der traditionellen Chinesischen Medizin, aber auch in der Kräuterheilkunde
der Hildegard von Bingen wird speziell herben und

bitteren Kräutern und Gewürzen eine positive Wirkung nachgesagt. Sie sollen das Immunsystem anregen, die Verdauung fördern, Organe entgiften und sogar beim Abnehmen helfen. Der Gesundheitsvorteil ändert jedoch wenig an der Tatsache, dass sich nur wenige auf Anhieb mit dem bitteren Geschmack von Löwenzahn, Rauke, Giersch, Wermut, Brennnessel, Wacholder, Salbei und Kümmel anfreunden können. Auch haben es bittere Exoten wie Granatäpfel, Grapefruits, Quitten, grüner Tee, Koriander und Kurkuma nicht immer leicht, wenngleich aufgrund ihres Superfood-Images schon leichter.

Die Zurückhaltung gegenüber Bitterem mag unter anderem daran liegen, dass wir ein raffiniert ausgeklügeltes Warnsystem in Bezug auf Bitterstoffe haben. Bitter bedeutet Gefahr. Was bitter schmeckt, wurde von Pflanzen zur Anpassung an extreme Wettereinflüsse und zum Schutz vor Schädlingen produziert, oft enthält es Giftstoffe. Und davon gibt es unterschiedlichste Gruppen. Daher gibt es auch nicht nur einen Rezeptor für Bitteres, sondern gleich mehrere Rezeptorvariationen. Hundertfünfunddreißig sind bislang entdeckt. Die wiederum schließen sich zu Kollektiven zusammen. Jedes Mitglied eines Kollektivs kümmert sich um einen anderen Bereich der Bitterbestandteile. So sind wir zumindest theoretisch in der Lage, Tausende verschiedene Arten von Bitter zu erkennen. Manchmal mögen wir auch nur einzelne bestimmte Stoffe nicht und können andere problemlos vertragen, weil der zuständige Rezeptor kurzerhand ausgeschaltet bzw. einfach nicht mehr erneuert wurde, nachdem er zu selten benutzt wurde.

Nun könnte man meinen, dass dieses »Ausschalten« durchaus Vorteile hat. Getreu dem Motto: Was ich nicht weiß, macht mich nicht heiß – oder was ich nicht schmecke, schadet nicht. Ja und nein. Technisch lassen sich sogenannte Bitterblocker entwickeln. Beispielsweise kann Cyclamat, ein Bestandteil von Süßstoff, einen einzelnen Bitterrezeptor blockieren. Ein anderer Rezeptortyp wird wiederum von Saccharin blockiert, das ebenfalls in Süßungsmitteln vorkommt. Bitterstoffe entstehen relativ häufig durch industrielle Verarbeitungsprozesse, etwa wenn Öle zu heiß erhitzt wurden oder künstliche Zusatzstoffe einen bitteren Beigeschmack haben. Anstatt, wie es ihre Aufgabe wäre, Alarm zu schlagen, lassen blockierte Bitterrezeptoren das Gefahrgut einfach durchrutschen.

Andererseits ist es manchmal auch gut, wenn Bitteres süß schmeckt. Das einst von Mary Poppins gelobte Löffelchen voll Zucker, das jede bittere Medizin versüßt, wird mittlerweile durch Bitterblocker ersetzt oder ergänzt.

Was geschmacklich auch für Lebensmittel verlockend klingt, hat sogleich mehrere unangenehme Nebeneffekte. Seit Bitterstoffe in Zuchtpflanzen wie Raps weggezüchtet wurden, bemerken Forscher immer wieder einen Gewichtszuwachs von Wildtieren, deren Nahrungsquelle ebenjene Zuchtpflanzen sind und die aufgrund der fehlenden Bitterstoffe hemmungslos drauflosmümmeln, als gäbe es kein Morgen mehr. Bitteres wirkt offenbar als Fressbremse, fehlt es, überwiegt der Drang, Kalorien aufzunehmen. Bitteres regt zudem die Bildung von Verdauungssäften an und entlastet damit insbesondere Leber, Galle und Bauchspeichel-

drüse. Weil es darüber hinaus auch noch die Fettverbrennung ankurbelt, müssten wir eigentlich mit einem
lachenden und einem weinenden Auge auf die bitter-
armen Obst- und Gemüsesorten im Handel reagieren.
Züchter sortieren seit Jahren bitter schmeckende Auf-
zuchten systematisch aus. Übrig blieb die Kuschelvari-
ante von Bitter. Die Wildmöhre ist so ein Beispiel – es
hat eine Weile gedauert, aber mittlerweile sind die Bitterstoffe nahezu vollständig herausgezüchtet.

Gurken besaßen einst so bittere Enden, dass man sie
vor dem Verzehr abschneiden musste. Mittlerweile
sind die dafür verantwortlichen Alkaloide, die Cur-
curbitacine, komplett aus der Gurke verschwunden.
Chicorée – meine Oma schob mir gefühlt einmal pro
Woche einen Apfel-Chicorée-Salatteller unter die
Nase – schmeckte einst herb und bitter, auch wenn
man ihn der Enkelin zuliebe mit Sahne, Zucker und
Zimt veredelte. Die Klassiker unter den Bittergemü-
sen – grüne Paprika, Spargel und Rosenkohl – haben
kaum noch Bitterstoffe. Dabei helfen die dem Immunsystem; Bitterstoffe unterstützen die natürliche
Abwehr. Bereits geringe Mengen pflanzlicher Bitterstoffe in der täglichen Ernährung sind ein wirksames
Mittel, das natürliche Mikroben-Gleichgewicht im
Körper wiederherzustellen. Wildkräuter sind voller
Bitterstoffe; sie zu sammeln, zu trocknen oder in Öl
einzulegen erspart – sofern man ein gutes Bestim-
mungsbuch dabei hat – mit hoher Wahrscheinlichkeit den einen oder anderen Arztbesuch. Dass unsere
Vorfahren noch ohne Kräuter-Bestimmungsbuch aus-
kamen, lag an deren hoch spezialisierten Bitterrezeptoren.

Damit Bitteres seine positive Wirkung entfalten kann, z. B. die Bildung von Verdauungssäften fördern, muss es jedoch erst einmal bitter schmecken – und dazu gehören aktive Bitterrezeptoren.

Theoretisch sind Bitterstoffe selbst dann noch wahrnehmbar, wenn sie zehntausendfach und mehr verdünnt sind. Ein einziges Gramm Amarogentin, das ist der Bitterstoff der Enzianwurzel, lässt sich aus einer Verdünnung mit 58 000 Litern Wasser noch herausschmecken. Mit dieser Wassermenge ließe sich ein Swimmingpool von einer Größe von 10 m Länge, 3 m Breite und 2 m Tiefe füllen! Und nun stellen Sie sich vor, Ihre Zunge kann einen gelösten Tropfen Amarogentin darin aufspüren. Eine sensorische Meisterleistung!

Die Genetikerin Sarah Tishkoff entdeckte bei in Afrika lebenden Hirtenstämmen eine enorme Bandbreite von Bitterrezeptoren. Mit diesem mobilen körpereigenen Geschmackslabor ausgestattet, gelingt es den Nomaden in den unterschiedlichsten Lebensräumen, genießbare Nahrung von potenziellen Giften zu unterscheiden. Diesen überlebenswichtigen Instinkt haben wir grundsätzlich alle, er verkümmert jedoch in einer Welt, in der Hunger und Durst an jeder Straßenecke gestillt werden und Lebensmittel allesamt Gütesiegel tragen. Droht uns in Bezug auf Bitterrezeptoren bald das gleiche Schicksal wie den Katzen in Bezug auf Süßes? Da sie sich hauptsächlich von Fleisch ernähren, haben sie keine Zuckerrezeptoren mehr. Weshalb es, nebenbei bemerkt, auch ein überflüssiger Brauch ist, einer Katze ein Schälchen gezuckerte Milch hinzustellen: Sie wird den Zucker nicht schmecken. »Das menschliche Genom ist zugemüllt mit nicht mehr aktiven Rezeptorgenen für Bitteres«, schreibt der Journalist Bob Holmes. »Sie müssen in unserer Vergangenheit einmal wichtig gewesen sein, sind inzwischen aber – wie die Zuckerrezeptoren bei Katzen – so irrelevant geworden, dass wir sie nicht mehr benötigen und ihr Verschwinden nicht bemerken.«

Lassen Sie es so weit nicht kommen. Geben Sie Ihren Bitterrezeptoren eine Beschäftigung. Bitter rockt!

Wie schmeckt Luft?

Weil Gefahr nicht nur aus der Nahrung, sondern auch aus der Luft kommt, sind sogar unsere Lungen mit Bitterrezeptoren ausgestattet. Sie sorgen dafür, dass die Atmung flacher wird, sobald Schadstoffe in der Atemluft sind. In den Nasennebenhöhlen, den Bronchien und im Darm regen Bitterstoffe und entsprechende Rezeptoren die Bildung einer schützenden Schleimschicht an. Diese wirkt als Bollwerk gegen Viren, Bakterien und Keime.

Für besonders sensible Bitter- und Superschmecker gibt es hier ein paar kulinarische Tricks:
Fett verwenden und die Geschmacksknospen »einfetten«: Butter, Sahne und Olivenöl haben gemeinsam, dass sie die Zunge mit einem feinen Fettmantel umhüllen, sodass die Geschmacksrezeptoren den Bitterstoffen nicht mehr nackt ausgesetzt sind.
Ablenken mit Süßem: Zucker oder Honig mindern die Bitterwahrnehmung.

Salzen: Salz lenkt ebenfalls die Aufmerksamkeit in eine andere Richtung, besonders in der Kombination mit Süßem (pürieren Sie mit einem Stabmixer eine Handvoll Rosinen mit Sardellen und Olivenöl – so haben Sie nicht nur einen feinen Aufstrich für geröstete Baguettescheiben, sondern auch gleich den perfekten Dip für Gemüsesticks).

Süßsauer: Radicchio-Salat profitiert von süßsaurem Balsamicoessig und einem Teelöffel Ahornsirup oder etwas Rohrzucker in der Vinaigrette.

Hitze: Warmer Kaffee schmeckt weniger bitter als lauwarmer. Das Gleiche gilt für Gemüsesorten wie Rosenkohl oder Brokkoli.

Kälte: Eisgekühltes schmeckt ebenfalls weniger bitter. Bitterliköre wie Aperol, Underberg, Averna mit Eiswürfeln genießen. Oder probieren Sie mal Grapefruit als Sorbet.

Blanchieren: Bei dieser Zubereitungstechnik werden bittere Gemüse in heißem Salzwasser ein bis zwei Minuten gekocht und anschließend eine halbe Minute in Eiswasser getaucht.

Rösten: Halbierter, in Wasser vorgegarter Rosenkohl, in reichlich zerlassener Butter und Semmelbröseln in einer großen Pfanne geschwenkt und geröstet, schmeckt nur halb so bitter, dafür aber köstlich würzig, sobald man ihn mit einer Prise Salz (oder ein paar Spritzern Sojasoße) gekrönt hat.

Kokumi

Von einer weiteren Geschmacksrichtung dürften wir in Zukunft einiges hören. Sie stammt wie Umami ebenfalls aus Japan und nennt sich Kokumi.

Im Japanischen bedeutet Kokumi so viel wie »reicher Geschmack«.

Wobei es sich streng genommen nicht um einen eigenen Geschmack handelt, sondern um einen Geschmacksmodulator, der sich erst in Verbindung mit anderen Geschmäckern zu einem eigenen, sehr speziellen Mundgefühl ausbildet. Es wird angenommen, dass Kokumi an dem vollmundigen Gefühl beteiligt ist, das Butter, Fette, bestimmte Käsesorten und würzige Emulsionen hervorrufen. Etymologen ordnen dem Begriff *Kokumi* drei verschiedene Bedeutungen zu: 1. schwer und dunkel; 2. dick wie eingedickte Flüssigkeiten, Suppen oder Soßen; 3. stark wie bei einem Espresso.

Kokumi steht für Geschmacksreichtum, Vollmundigkeit und lang anhaltenden, ausbalancierten Geschmack. Entdeckt wurde er, als japanische Forscher mit einem in Wasser gelösten Knoblauchextrakt experimentierten, dessen Verdünnung jedoch so hoch war, dass er unterhalb der Wahrnehmungsschwelle blieb. Als schließlich zwei Umami-Komponenten hinzugefügt wurden, Glutamat und Inosinat, trat der Knoblauchgeschmack deutlich hervor. Kokumi besitzt nicht unbedingt einen eigenen auffälligen Geschmack, sondern erhöht das Profil von allen anderen Geschmäckern rundum. Ein intensives Screening auf kokumiauslösende Verbindungen innerhalb der Glutamatfamilie hat ergeben, dass γ-Glutamyl-Valyl-Glycin, ein Tripeptid, eine der stärksten bekannten Kokumi-Verbindungen ist. Forscher gehen davon aus, dass Kokumi wie Umami Empfindungen sind, die auf die Anwesenheit von Proteinen und Aminosäuren in einer Nahrung hinweisen. Sowohl der Umami- als auch der Kokumi-Geschmack werden durch Aminosäuren oder kleine Peptide aktiviert, die in Reifungsprozessen aufgeschlüsselt werden.

Im Jahr 2009 entdeckten Thomas Hofman von der Technischen Universität München und Simone Toelstede sowie Andreas Dunkel vom Institut für Lebensmittelchemie der Universität Münster Kokumi in reifem Goudakäse. Sechs spezielle Peptide zeigten sich verantwortlich für den unverwechselbaren Goudageschmack. Weitere Nahrungsmittel, die die kraftvolle Kokumi-Substanz enthalten, sind u. a. Fischsoße, Hefe, Sojasoße, Garnelenpaste, Käse und Bier.

In Japan soll vor allem die Paarung von fermentierten Lebensmitteln und Fetten den vollmundigen Kokumi-Geschmack erzeugen. Ein Klassiker ist in Japan die zunehmend auch bei uns bekannte schwarze Knoblauchbutter. Hierfür wird gewöhnlicher Knoblauch 40 Tage bei 60 Grad Temperatur getrocknet, wodurch er eine typische dunkle Farbe annimmt (und dankenswerterweise keinen unangenehmen Geruch mehr verursacht). Schwarzer Knoblauch hat ein außergewöhnliches, süßlich-würziges Aroma, das an Lakritz und Balsamicoessig erinnert. Zusammen mit Butter ist das Kokumi-Geschmack pur! In Japan werden dazu Buttermilchkekse oder Reiscracker gegessen.

Da Kokumi alle bestehenden Geschmackskomponenten verstärkt, gibt es jedem Gericht eine unverwechselbare eigene Signatur. Wichtigste Voraussetzung für Kokumi ist aber Zeit. Unter anderem ist Kokumi das Geschmacksgeheimnis wiederholt aufgewärmter Speisen – sofern diese proteinhaltig, fettig und gut gewürzt sind. Denken Sie an einen deftigen Bohneneintopf, Lasagne oder ein Chili con Carne. Ich denke an meine südfranzösische Lieblingsspeise, eine Daube à la Provençale, das ist ein Gulasch aus der Provence, der zusammen mit den typischen Kräutern stundenlang in Rotwein geschmort wird. Am ersten Tag schmeckt er wunderbar, am zweiten und dritten Tag steigert er sich ins Maßlose. Er wird zum Charmeur, tiefgründig, kräftig und sanft in einem. Er duftet nicht nur unwiderstehlich, die im Fleisch enthaltenen Proteine werden durch Reifungsprozesse zu kleineren, freien Glutamaten und Peptiden abgebaut und damit noch intensiver und würziger. Das ist Kokumi-Geschmack pur!

Nur eines dürfen Sie auf gar keinen Fall, wenn Sie Kokumi erzeugen wollen: mit Fett sparen, denn Fett als Aromenträger leistet hier wieder einmal hervorragende Dienste. Kokumi entkräftet jedes Argument von berufstätigen Singles, wonach es sich nicht lohnt, für einen allein zu kochen. Doch, es lohnt sich! Kochen Sie sonntags eine riesige Portion Ihrer Lieblingsspeise und freuen Sie sich am Montag und Dienstag auf Ihren Kokumi-Feierabend.

Daube à la Provençale

Zutaten

500 Gramm Rindfleisch in großen Würfeln
2 große Gemüsezwiebeln, klein gewürfelt
3 Knoblauchzehen
5 Esslöffel Olivenöl
5 Wacholderbeeren, im Mörser zerstoßen
2 Lorbeerblätter
2 frische Thymianzweige
1 Rosmarinzweig (alternativ ein EL getrocknete
Mischung Kräuter der Provence)
1 Teelöffel scharfes Paprikapulver (nur, wenn man's
scharf mag)
2 Teelöffel Meersalz
5 mittelgroße Karotten, in Scheiben geschnitten
3 Stangen Staudensellerie in dünnen Scheiben
5 getrocknete Tomaten, klein geschnitten
10 entkernte Oliven
½ Liter Gemüsebrühe oder Kartoffelwasser
1 Liter Rotwein

Dazu passen Kartoffeln oder Pasta.

Wer mag, kann das Fleisch vorher über Nacht in Öl, Kräutern und Rotweinessig marinieren. Ich selbst habe das Originalrezept aus Gründen der Praktikabilität abgewandelt. So brauche ich nur einen einzigen großen Topf und kann zügig mit allen Vorbereitungen beginnen. Dabei gehe ich folgendermaßen vor: Zwiebeln in reichlich Olivenöl bei niedriger Hitze andünsten, Fleisch zugeben und unter Rühren kurz und kräftig bei hoher Temperatur anbraten. Wichtig ist hier, dabeizubleiben und darauf zu achten, dass nichts anbrennt. Die Zwiebeln dürfen hellbraun, aber niemals schwarz werden. Salz, Gewürze, Kräuter, Knoblauch hinzugeben und weiter kräftig rühren. Nach ca. 2 Minuten mit Rotwein auffüllen, klein geschnittenes Gemüse und getrocknete Tomaten hinzugeben, kurz aufkochen, dann Deckel auf den Topf und bei niedriger Hitze mindestens 3 Stunden köcheln lassen.

Um mehr Flüssigkeit zu erzeugen, können Sie ruhig einen 1/2 Liter Gemüsebrühe hinzugeben. Ich selbst verwende gegen Ende oft Kartoffelwasser, das gleichzeitig eine wunderbar eindickende Wirkung hat. Vor dem Servieren abschmecken und nach Bedarf salzen und pfeffern.

Reste an einem kühlen Ort aufbewahren und unter Zugabe von ½ Liter Rotwein oder Gemüsebrühe erneut aufkochen.

Fettig

Der Fall Umami machte es vor: Auf der Zunge gibt es noch verborgene Territorien zu entdecken. Wer glaubt, sein Körper sei gläsern und sämtliche Zellen darin erforscht, der irrt. Wir wissen längst nicht alles, vieles ist allenfalls eine Vermutung. Forschung soll helfen, Vermutungen in wissenschaftliche Beweise zu überführen. Das ist mit enormem Aufwand verbunden, und dauert oft Jahre, wenn nicht Jahrzehnte. Wer forscht, braucht Geduld. Und Leitlinien. In Bezug auf eine neue Geschmacksrichtung hat der Molekularbiologe

Maik Behrens vom Deutschen Institut für Ernährung in Potsdam folgende Kriterien zusammengetragen:

1. Es müssen Rezeptoren gefunden werden.
2. Die Rezeptoren müssen in den Geschmacksknospen vorkommen.
3. Es muss geklärt werden, ob es sich um eine eigenständige Zellpopulation handelt.
4. Die Informationsweiterleitung ins Gehirn muss unabhängig erfolgen, nicht in Kombination mit anderen Geschmäckern.
5. Im Gehirn müssen die Informationen eine einzigartige Wahrnehmung hervorrufen, die nicht aus dem Mix der anderen Geschmacksqualitäten stammt.

Behrens und seine Forscherkollegen haben für die Geschmacksrichtung *Fettig* die ersten beiden Punkte erfüllt. Sie erbrachten den Nachweis, dass es in den Geschmacksrezeptoren der Zunge Rezeptoren für freie langkettige Fettsäuren gibt, wie sie in Butter, Schmalz und Öl vorkommen. Die sogenannten Triglyceride sind verantwortlich für die oft cremige Textur fetthaltiger Speisen, setzen aber keinen eigenen Reiz. Erst beim Kauen und Verdauen der Nahrung werden Neutralfette durch Enzyme (Lipasen) in Fettsäuren aufgespalten – die ihrerseits den Geschmackssinn stimulieren. »Neue Forschungsergebnisse zeigen, dass Fettsäuren einen eigenen, spezifischen Eindruck beim Tester zurücklassen«, erklärt der Ernährungswissenschaftler Richard Mattes. In einer Studie ließ er einhundertzwei Probanden unterschiedlich schmeckende Flüssigkeiten sortieren. In den ausgeteilten Bechern befanden sich

Inhalte, die entweder süß, salzig, sauer, bitter, umami oder eben fettig schmeckten. Ohne Probleme unterschieden die Testpersonen Süßes, Salziges und Saures. Die fettigen Proben ordneten sie meist den bitteren zu. Bei der darauffolgenden Versuchsreihe bekamen die Probanden nur drei Geschmäcker vorgesetzt: umami, fettig und bitter. Die Teilnehmer unterschieden Fettiges ganz klar von den anderen beiden. Bei Feinschmeckern, mit denen Mattes die Studie ebenfalls durchgeführt hatte, erkannte mehr als die Hälfte der Testesser Fett sofort als eigenständige Geschmacksrichtung, die geschmacklich definitiv anders wahrgenommen wurde als die fünf bereits bekannten Geschmäcker. Sollte es zur finalen Anerkennung von *Fettig* als sechstem Geschmack kommen, haben sich die Forscher auch schon einen schnuckeligen Namen ausgedacht: Oleogustus.

So harmlos wie sein Name ist Fettig als Geschmack allerdings nicht, erinnert er doch an wieder aufgewärmte Frühlingsrollen oder ungesalzene Pommes vom Vortag. »Pure Fettsäuren schmecken nach altem Frittierfett«, beschreibt Behrens den Geschmack von Fett. Sein amerikanischer Kollege Mattes äußert sich ähnlich pessimistisch: »Ich kenne niemanden, der Speisen mag, die nur den Fettgeschmackssinn ansprechen … üblicherweise erzeugt die Geschmacksrichtung einen Würgereflex.« Und exakt an dieser Stelle kommt die Warnfunktion des Geschmackssinns wieder ins Spiel! Unverarbeitete, nicht erhitzte pflanzliche Fette sind von Natur aus praktisch frei von Triglyceriden und werden daher geschmacklich als angenehm empfunden. Überlagerte Nüsse, verdorbene Pflanzenöle oder mehrfach erhitztes Frittierfett enthalten jedoch viele kurz- und mittelkettige Fettsäuren, die sensorisch als sehr unangenehm empfunden werden und die sogar toxisch sind. Ohne die Alarmfunktion der Geschmacksrezeptoren wären wir diesen Giften ahnungslos ausgesetzt.

Vorsicht, Geschmacksfalle Transfett!

Industriell verarbeitete Fette sind neu in der Menschheitsgeschichte und damit für die Geschmacksrezeptoren ein unbekanntes Phänomen. Sogenannte Transfettsäuren entstehen durch industrielle Verarbeitungsprozesse von pflanzlichen Fetten, die reich an ungesättigten Fettsäuren sind. Beim Härtungsprozess werden aus den flüssigen Pflanzenölen streichbare bis feste Fette hergestellt. Dadurch verändert sich ihre Struktur, die ungesättigten Fettsäuren werden in gesättigte Fettsäuren umgewandelt. Transfette haben den Vorteil, extrem lange haltbar zu sein, und außerdem schmelzen sie nicht bei Zimmertemperatur wie andere Fette. Leider behalten sie diese Eigenschaften auch im menschlichen Körper. Transfette verlassen den Körper deshalb nur sehr langsam. Bevorzugt lagern Sie sich an den Gefäßen ab, sie erhöhen den LDL-Cholesteringehalt im Blut, stören den Fettstoffwechsel und steigern das Risiko für koronare Herzerkrankungen. Die Deutsche Gesellschaft für Ernährung empfiehlt, möglichst wenig Transfettsäuren aufzunehmen, höchstens ein Prozent der Nahrungsenergie. Bei einem Erwachsenen entspricht das maximal zwei bis drei Gramm pro Tag. Schwierig ist nur, Transfettsäuren zu erkennen. Die

Geschmacksknospen sind darauf nämlich nicht trainiert. Schlimmer noch: Sensorisch, das heißt im Mund gefühlt, werden sie sogar als äußerst angenehm empfunden. Denn sie lassen Knabbergebäck, Croissants und Blätterteig fein knuspern.

Hinzukommt, dass Transfettsäuren selten auf der Verpackung als solche deklariert sind. Achten Sie daher auf die Hinweise »enthält gehärtete Fette«, oder »Fette, zum Teil gehärtet«, denn die deuten auf einen Transfettsäuregehalt hin. Transfettsäuren finden sich regelmäßig in industriell hergestellten Lebensmitteln, in Margarine, Snackartikeln, Keksen Fertiggerichten und Tütensuppen, sowie in frittierten Speisen wie Kartoffelchips und Pommes. Auch im Haushalt oder beim Frittieren in der Imbissbude können durch das starke, vor allem aber durch das mehrmalige Erhitzen von Fetten und Ölen Transfettsäuren entstehen. Wer auf Nummer sicher gehen will, greift anstatt zum Blätterteigplunder und Industrie-Croissant lieber zu Backwaren aus einem Handwerksbetrieb, sprich zum originalen Buttercroissant.

Beim Kochen, Braten und Frittieren im eigenen Haushalt sollten Sie hitzestabile Fette und Öle auswählen beispielsweise, Butter und Schmalz. Rapsöl und Olivenöl. Achten Sie auch darauf, dass die Pfanne nicht zu heiß wird und das Öl nicht raucht. Kokosfett wird widersprüchlich diskutiert. Ich selbst verwende es hin und wieder, da es gut erhitzbar ist und keine Transfette erzeugt.

Wann schmeckt Fettiges richtig gut?

Mögen Sie Buttercremetorte oder wird Ihnen schon beim Gedanken daran schlecht? In beiden Fällen könnten Ihre Vorfahren schuld sein. Ob wir Fettes mögen, ist nämlich auch eine Frage der Gene. Im *Journal of Lipid Research* beschreiben Forscher der Washington University School of Medicine ein Gen namens CD36, das als Rezeptor beim Schmecken von Fett eine wichtige Rolle spielt. Getestet wurden einundzwanzig übergewichtige Versuchspersonen mit einem BMI von mehr als 30 sowie mit unterschiedlichen Varianten des genannten Gens. Ihnen wurden mehrmals Becher mit drei unterschiedlichen Flüssigkeiten angeboten, von denen lediglich eine geringe Mengen Öl enthielt. Die beiden anderen Lösungen waren ähnlich in der Beschaffenheit, aber fettfrei. Bei dem Versuch ging es darum, die kritische Wahrnehmungsschwelle für Fett in Abhängigkeit zu der Genvariante herauszubekommen. Das Ergebnis bestätigte den Anfangsverdacht: Je nachdem, welche Genvariante ein Mensch besitzt, schmeckt er Fett stärker oder schwächer. Der Unterschied betrug bis zu einem Achtfachen. Je höher der BMI der Versuchsperson, desto geringer war ihre geschmackliche Sensibilität für Fett! Als Maßnahme gegen Übergewicht empfehlen australische Wissenschaftler, die Zunge auf die Erkennung von Fett zu trainieren. Denn eine hohe Sensibilität für Fett verhindere einen Überkonsum.

Solange man es nicht übertreibt, bleiben natürliche Fette ein großartiger Energielieferant. Fett gilt außerdem als Geschmacksträger. (Ein Grund, weshalb Lightprodukte aus dem Supermarktregal weniger intensiv schmecken und daher mit einer Extraportion Aromen und Zucker geschmacklich aufgepäppelt werden müssen, bevor sie die Fabrik verlassen.) Aromastoffe sind generell lipophil (griechisch für »fettliebend«). Sie schmiegen sich an die Fettmoleküle und wehren mit diesem Trick ihre stärksten Feinde Luft und Wasser ab. Wer gerne mit Barbecue-Aroma angereicherte Chips knabbert, kann ein Lied davon singen. Die Finger (und die Haut um die Lippen) »duften« auch Stunden später noch verräterisch, trotz Händewaschen. Es braucht schon extra viel Seife und Wasser, um die aromatriefenden Fettmoleküle aus der Haut zu lösen. Köche wissen Fett in Form von Butter, Schmalz oder dem »Schuss Sahne« besonders zu schätzen, verhindert es doch, dass sich Aromen vorschnell verflüchtigen, sobald der Deckel vom Topf genommen wird. Butter und Sahne waren und sind die Grundpfeiler der französischen Küche. So forderte schon Fernand Point, Begründer der Nouvelle Cuisine und Lehrmeister von Paul Bocuse: »Butter, gebt mir Butter, immer nur Butter!«

Aromatest

Material: drei Gläser, 1 Teelöffel, 100 ml fettarme Milch (max. 1,5 % Fett), 100 ml Vollmilch (mind. 3,5 % Fett), 50 ml Sahne und 50 ml Vollmilch, Kakaopulver

Durchführung: Stellen Sie die Gläser nebeneinander. Füllen Sie in das Erste fettarme Milch, in das zweite Vollmilch und in das dritte jeweils zur Hälfte Sahne und Vollmilch. Rühren Sie anschließend in jedes Glas 1 Teelöffel Kakaopulver unter. Welches Getränk schmeckt am intensivsten nach Kakao-Aroma?

Die Idee: Je fetthaltiger ein Getränk ist, desto länger und intensiver schmecken die Aromen darin.

Haben wir einen natürlichen Fettschalter? Sie kennen das bestimmt. Kaum werden die Tage kürzer und die Nächte kälter, verändert sich auch der Appetit. Plötzlich werden Sie von »Sommersalaten« nicht mehr richtig satt, auf den Kuchen darf gerne wieder ein Schlag Sahne, und würzige Bratensoßen üben eine unwiderstehliche Anziehungskraft aus. Woher kommt eigentlich der Winterappetit? Forscher vermuten dahinter die Reste eines Streifenhörnchen-Instinkts. Seit jeher legen wir Vorräte an, unsere Großeltern einst im Kartoffelkeller, wo dunkel, kühl und von Argusaugen bewacht Kartoffeln, Äpfel, Karotten, Rote Bete und diverse Knollengemüse lagerten. Einkochen, Fermentieren, Pökeln, Trocknen, Räuchern – mit zahlreichen Tricks und Kniffen gelang es unseren Ahnen, Lebensmittel für die entbehrungsreichen Wintermonate haltbar zu machen. Gefüllte Vorratskeller waren das eine, Hüftgold das andere: Je mehr Körperfett, desto größer waren die Überlebenschancen in entbehrungsreichen Zeiten. Der sicherste Weg, Fettpolster zu füttern, ist Fett zu essen. Wenngleich auch Fruchtzucker von der Leber in Speicherfett verwandelt werden kann.

Schwierig wurde es allerdings dort, wo es kaum Vegetation und stattdessen lange kalte Winter mit Dauerfrost gab. Auf Grönland beispielsweise. Vincent Klink hat seine Geschmacksknospen den traditionellen Ernährungsgewohnheiten im hohen Norden ausgeliefert. »Die einfachen Gerichte, die althergebrachten Speisen, die erzählen von der Kultur dieser Länder. Lernt man Menschen nicht am besten kennen, wenn man mit ihnen kocht und isst?« Das Eskimo-Essen scheint, zumindest auf den ersten Blick, eine Zumutung zu sein. »Verfaultes kommt hier auf den Tisch, Verrottetes, Vergorenes; Dinge, die andernorts in die Biotonne wandern.« Nehmen wir Ulisimali, das berühmteste Gericht der Ostküste: vergammelte Robbe. Die Flossen werden rasiert, gewaschen und in dicht vernähtes Robbenfell gepackt, oder in eine Blechdose, die dann 14 Tage am wärmenden Fensterbrett stehen.

Jahrtausendelang war rohes Robbenfleisch die Hauptnahrungsquelle der Menschen auf der Insel im Norden. In diesem Zustand hat das Fleisch die meisten Vitamine, auch das wertvolle, hitzeempfindliche Vitamin C. Statt Kiwi gibt es im hohen Norden fettige Robbenflosse. Wer als Kind mit Lebertran gefüttert wurde, kann sich eine vage Vorstellung von dem Geschmack machen. Der wird zwar hauptsächlich aus der Leber vom Dorsch gewonnen, schmeckt aber ähnlich nach Fischöl. Schmecken ist eben auch eine Frage der Gewohnheiten. Ist die Zunge von klein auf mit diesen

Fettsäuren vertraut, empfindet sie diese auch als normal bis gut schmeckend. Ohne die energiereichen Fette ließen sich die eisigen Temperaturen kaum aushalten. Das Fett wirkt wie ein Holzscheit im Ofen: Während es verbrennt, setzt es wohltuende Wärme frei.

Schmeckt Fettiges bei Kälte besser? Diese Frage stellte sich mir, als ich auf der Insel Hiddensee nach einem (zugegeben kurzen) Bad in der 13 Grad kalten Ostsee Heißhunger auf einen äußerst fetthaltigen Heilbutt bekam. Mein Weg führte vom Strand geradewegs zum Räucherfischkutter im Hafen von Kloster und wiederholte sich einige Tage, bis zu einem Wetterumschwung, der für einen Wasseraustausch sorgte und dafür, dass sich das Wasser in der Ostsee über Nacht erwärmte. Die Außentemperaturen kletterten auf nahezu 30 Grad, die Lust auf Räucherfisch verging mir gründlich.

Wissenschaftliche Forschungen haben nun gezeigt, dass cannabisähnliche, körpereigene Botenstoffe, sogenannte Endocannabionide, verantwortlich sind für die temperaturabhängige Zu- bzw. Abnahme des Fetthungers. Und damit können sie regelrechte Essattacken auslösen. Fetthaltige Lebensmittel führen zu einer Ausschüttung jener cannabisähnlichen körpereigenen Botenstoffe im Darm. Wissenschaftler der University of California in Irvine ließen in einer Reihe von Versuchen mit Laborratten, Tiere an Maisöl-Emulsionen lecken, verhinderten aber ein Verschlucken der fettigen Flüssigkeit. Dadurch konnten sie gezielt die isolierte Wirkung des Fettgeschmacks auf den Organismus testen. Gleichzeitig maßen sie in verschiedenen Gehirnregionen und Körpergeweben die Konzentrationen von Endocannabinoiden. Die Werte stiegen jedoch nur im vorderen Bereich des Verdauungstrakts an, nicht im Gehirn oder in anderen Geweben. »Unsere Untersuchungen haben damit eine unerwartete Rolle der Darm-Endocannabinoide für die Steuerung des Fetthungers durch den Geschmack aufgedeckt«, sagen die Forscher. Sie vermuten, dass die Wirkstoffe im Darm wie ein Schalter funktionieren könnten.

Im Winter fettreiche Nahrung zu konsumieren, macht aus evolutionärer Sicht absolut Sinn. Dass wir uns in gut geheizten Räumen aufhalten und rund um die Uhr nach Belieben Schnitzel und Pommes reinschaufeln können, hat die Natur nicht vorgesehen. Die Speicherfähigkeit der Fettzellen ist noch immer weitaus größer als die Kapazität zur Fettverwertung. Fazit: Essen Sie ruhigen Gewissens zur Weihnachtszeit den Gänsebraten, die Vanillekipferl und die Lachsforelle. Aber machen Sie es wie die Eskimos. Geben Sie Ihrem Körper die Möglichkeit, das Fett zu verbrennen, im Freien bei eisigen Temperaturen versteht sich. Selbstredend empfiehlt es sich, im Frühjahr rechtzeitig den Schalter umzulegen und die Ernährung an die Außentemperaturen anzupassen. Vitaminreiche Salate und jahreszeitliches frisches Obst schmecken dann auch wieder besser als Weihnachtskekse.

Degustation

Schmeckt man den Unterschied zwischen fettarmem und fetthaltigem Joghurt?

Sie brauchen sechs Teelöffel und sechs verschiedene Becher Naturjoghurt von unterschiedlichen Anbietern, jeweils mindestens je einen mit 0,8 %, 1,5 %, 3,5 % und 10 % Fettgehalt, z. B. ungesüßten griechischen Joghurt. Notieren Sie auf der Unterseite eines jeden Löffels den Fettgehalt, z. B. mit einem selbstklebenden Stück Papier.

Geben Sie von jedem Joghurt eine Probe auf einen Teelöffel. Reihen Sie nun die Löffel vor sich auf. (Im Idealfall wissen Sie natürlich nicht, auf welchem Löffel welcher Joghurt ist.) Decken Sie die Joghurtbecher nun mit einem Tuch ab. Testen Sie einzeln und nacheinander alle sechs Proben und konzentrieren Sie sich vollkommen auf den Joghurt in Ihrem Mund. Auf das Mundgefühl, die Cremigkeit, die Sahnigkeit, die Mundfülle, eventuelle Griesigkeit, auf die Säure, die Süße und das Wechselspiel bzw. die unterschiedlichen Verläufe. Machen Sie Notizen zu folgenden Stichworten:

1. Was fällt mir zuallererst auf?
2. Wie lange dauert der erste Eindruck ungefähr?
3. Welche Empfindung kommt als Nächstes?
4. Wie fühlt sich der Joghurt im Gaumen/auf der Zunge an?
5. Gibt es eventuelle Nebengeschmäcker, z. B. Bitterkeit?
6. Welcher Geschmack dominiert im Nachgang?
7. Welche Note aufsteigend von 1 bis 9 vergebe ich?

Orden Sie alle Proben einer Rangliste entsprechend an, den besten zuerst, den zweitbesten dahinter usw. Welcher Fettgehalt war Ihnen sensorisch am angenehmsten? Den größten Spaß macht der Test natürlich mit mehreren Personen. Jeder sollte sich während seines Test jedoch vollkommen auf seine eigenen Proben und Notizen konzentrieren. Die Auswertung kann man dann wieder gemeinsam besprechen.

Reizschwelle und Reizadaption

Für jede Geschmacksqualität existiert eine bestimmte Wahrnehmungsschwelle. Das ist die Schwelle, ab der ein in Wasser gelöster Geschmacksstoff identifizierbar ist. Bitterstoffe haben eine besonders niedrige Wahrnehmungsschwelle. Bereits 0,002 Gramm des Alkaloids Chinin in einem Liter Wasser schmecken bitter. Das gleiche Volumen Wasser schmeckt erst nach einer Zugabe von 17 Gramm Haushaltszucker süß. Salzig schmeckt es bei einer Zugabe von etwa einem Gramm Salz. Allerdings ist die Wahrnehmungsschwelle variabel. Trotz gleichbleibender Reizung verringert sich mit der Dauer des Reizes die wahrgenommene Geschmacksintensität. Ursache ist die sogenannte Adaption. In diesem Zustand erhöht sich die Reizschwelle. Bei einer fünfprozentigen Kochsalzlösung tritt die Adaption nach etwa acht Sekunden ein.

Die Adaption einer Geschmacksqualität beeinflusst auch die Empfindlichkeit für andere. So wird der Süßgeschmack viel stärker empfunden, wenn der Sauergeschmack adaptiert ist, und umgekehrt. In diesem

Fall spricht man von Kontrasten. In Lebensmitteln, vor allem aber in Genussmitteln spielen diese Kontraste eine große Rolle. Das Spiel mit der Aufmerksamkeit bringt den gewissen Kitzel. Gustatorische Kontraste sind vergleichbar mit optischen »negativen Nachbildern«, wenn z. B. nach längerem Fixieren eines blaugrünen Objekts die Zapfen für die Blau- und Grünwahrnehmung im korrespondierenden Bereich der Netzhaut unempfindlicher geworden sind, die für Rot aber nicht. Beim anschließenden Blick auf eine weiße Fläche, die aus der additiven Farbmischung von Rot, Blau und Grün besteht, wird daher der betreffende Bereich als rot wahrgenommen.

Eine weitere Besonderheit sind sogenannte Reaktionsspektren, wenn Reize verschiedener Geschmacksqualitäten unterschiedliche Zeitverläufe aufzeigen. Sie entstehen durch unterschiedliche Frequenzen der afferenten Nervenfasern. So gibt es Zellen mit einer spezifischen Rangordnung der Empfindlichkeit für die Grundqualitäten: süß vor sauer, salzig und bitter. Andere Zellen wiederum haben andere Reihenfolgen. Jede Faser verschlüsselt Geschmacksreize nach einem eigenen Code. Das Reaktionsmuster einer einzelnen Nervenfaser wird als Geschmacksprofil bezeichnet. Das Gehirn ist wiederum in der Lage, diesen verschlüsselten Code über Mustererkennungen zu analysieren und Art und Konzentration des Reizstoffes zu ermitteln. Die Kenntnis dieser Vorgänge ermöglichte Molekularköchen wie Ferran Adrià eine völlig neue Interpretation herkömmlicher Gerichte und Zutaten. Auch Winzer achten bei der Auswahl der Trauben für ihren Wein auf unterschiedliche Zeitverläufe und Kontraste.

7 Aromen

Wie Düfte unsere Sinne betören und Essgelüste steuern

Immer wenn ich nach Weimar zurückkehre, umweht mich am Marktplatz schon von Weitem der Duft von Bratwurst. Bevor ich eine esse, genieße ich das Aroma. Den scharfen Rauch von Holzkohle, den süßlichen Fleischduft, unterlegt mit Majoran und feiner Kümmelnote. Und das helle Brötchen, den Born-Senf, von dem ich immer reichlich nehme. Ich balsamiere die Bratwurst regelrecht mit Senf, auch weil ich mir erhoffe, dass er die heiße Wurst kühlt und ich endlich hineinbeißen kann.

Im Traum käme ich nicht auf die Idee, eine Bratwurst anderswo zu essen. Ohnehin esse ich kaum Fleisch, Wurst schon gar nicht. Ich mag weder die Konsistenz von Wurst noch den Gedanken, dass sie sich in einem (wenn auch hoffentlich gut gereinigten) Tierdarm befindet. Dass ich in Weimar Bratwurst esse, liegt an Weimar. Und an ihrem Duft.

Die Verknüpfung von Duft und Erinnerungen ist etwas Alltägliches, auch wenn uns das selten bewusst ist. Es sei denn, wir nehmen Essensgerüche wahr, die starke Emotionen wecken. Dieser Effekt ist in der

Wissenschaft als »Proust-Effekt« bekannt. Der französische Schriftsteller Marcel Proust ließ in seinem Roman *Auf der Suche nach der verlorenen Zeit* den Erzähler ein muschelförmiges Gebäck, die Madeleine, in einen Lindenblütentee tauchen. Der aufsteigende Duft weckte auf der Stelle längst vergessene Kindheitserinnerungen.

Der Geruchssinn ist, wie der Geschmackssinn auch, eng verknüpft mit dem limbischen System, das emotionale Erinnerungen speichert, und mit dem Gedächtnis. Neben Gerüchen werden simultan die Stimmungen, Orte und Erfahrungen des jeweiligen Moments gespeichert. Sämtliche über die Lebensspanne hinweg gesammelten olfaktorischen Erfahrungen hinterlassen eine Spur im Gehirn und bilden das für jeden Menschen einmalige Geruchsgedächtnis. (Durch einen Duft hervorgerufene Erinnerungen rufen Studien zufolge stärkere emotionale Reaktionen hervor als solche, die durch Bilder, Melodien oder Berührungen ausgelöst wurden.)

Die Verkettung von Geruchs- und Geschmackserleben wird besonders dann deutlich, wenn der Geruchssinn ausfällt. Ein läppischer kleiner Schnupfen kann ein noch so ausgeklügeltes und mit Raffinesse gekochtes Essen gründlich vermiesen. Oder eine Bratwurst. Nicht nur, dass man nicht riecht, was auf dem Teller liegt: Viel schlimmer ist, dass der Geschmack ein unvollständiger bleibt. Schuld hat die sogenannte retronasale Wahrnehmung. Das ist eine Form des Riechens, das hinten im Nasen-Rachen-Raum stattfindet, dort wo Aromen aus dem Mundraum nach oben steigen und quasi beim Ausatmen durch die Nase einen Duft erzeugen. Die retronasale Wahrnehmung macht einen dramatisch großen Anteil beim Schmecken aus, und der fällt im Falle des Schnupfens weg.

Es versteht sich von selbst, dass retronasale Genüsse bei geschlossenem Mund am intensivsten sind. Schmatzend und mit offenem Mund kauend, entweicht die Luft ereignislos nach vorne, statt hinten in der Nase zu zirkulieren. Und mit ihr die in der Luft gelösten feinen Aromastoffe. Hiervon gibt es unendlich viele. Vor allem, da sie selten einzeln, sondern fast immer in Kombinationen mit anderen wahrgenommen werden. Es gibt jedoch Einzelaromen, die einen typischen Geruch ausmachen, z. B. riecht Buttersäureethylester nach Ananas, Hexylacetat nach Apfel und 4-Methoxy-2-methyl-2-butanthiol nach Schwarzer Johannisbeere, Letzteres allerdings nur in kleinster Dosis. In höheren Konzentrationen riecht es nach Katzenurin.

Aromen sollen, ähnlich wie Geschmacksstoffe, vor Verdorbenem und Ungenießbarem warnen und auf Energiereiches, Bekömmliches hinweisen. Vor allem aber steigern sie den Genuss beim Essen. Sie entstehen durch Verarbeitungs- und Reifungsprozesse, oder sie werden einem Essen in Form von Gewürzen, Kräutern und Rauch beigegeben. Ein mit Raucharoma versetztes Salz schmeckt nicht einfach nur salzig, sondern nach Barbecue oder Lagerfeuer. Und mit Zimt versetzter Zucker weckt automatisch Assoziationen mit Grießbrei oder Milchreis. Ohne Zimt würde etwas fehlen.

Wenn wir von Geschmack reden, meinen wir häufiger das Aroma. Im Englischen gibt es für beide Bedeutungen unterschiedliche Begriffe. *Taste* für Geschmack und *Flavour* für Aroma. Flavorist ist die allgemeine Berufsbezeichnung für jemanden, der Aromen für die Lebensmittelindustrie entwirft. Ohne Flavoristen wären Lollis einfach nur süße Zuckerkugeln, Saft nur Zuckerwasser und Nutella nicht das, was es ist, sondern eine geruchsfreie süße Streichpaste. *Welche* Aromen zugesetzt werden, ist der entscheidende qualitative Schlüssel. Es gibt natürliche, naturidentische und künstliche Aromen. Es mag jetzt für einige überraschend klingen, aber »natürliches« Himbeeraroma wird aus Zedernholz gewonnen, natürliches Pfirsich-, Kokosnuss- und Apfelaroma unter Beihilfe von Schimmelpilzen. Das klingt nicht gerade appetitlich, ist aber gesetzlich erlaubte gängige Praxis. (Auf der Basis echter Früchte wäre der gigantische Bedarf an Aromen niemals zu decken. Der weltweite Bedarf überschreitet die Anbau- und Erntemöglichkeiten bei Weitem.) Natürliche Aromastoffe müssen laut Gesetzgeber aus pflanzlichen oder tierischen Rohstoffen kommen, worunter Hölzer und Späne sowie Bakterien, Enzyme und Hefen nun mal fallen.

An der Stelle »echter« Beeren werden einem Beerenjoghurt aber auch häufig »naturidentische« Aromen zugesetzt. Das sind chemisch hergestellte Produkte, die in ihrer Struktur identisch sind mit dem in der Natur vorkommenden Original.

Nehmen wir Menthol. Es ist der Inbegriff von Frische. Natürliche Vorkommen finden sich beispielsweise in der Ackerminze. Menthol hat einen herrlich erfrischenden Geschmack und nebenbei einen kühlenden und sogar leicht betäubenden Effekt. Das macht es gleich für mehrere Herstellergruppen attraktiv: für die Süßwaren-, die Pharma- und die Kosmetikindustrie. Minze ist ein robustes Kraut das nahezu überall wächst. Es gibt neben Pfefferminze unzählige weitere Sorten wie Wasserminze, Hirschminze oder Poleiminze. Minzöl für Küche, Kosmetik oder Heilanwendungen lässt sich leicht selbst herstellen. Geben Sie eine Handvoll frisch gehackte Minze in ein ausgekochtes Schraubglas, füllen es bis zum Rand mit Olivenöl auf und lassen es für 4 Wochen an einem hellen Ort stehen. Schütteln Sie das Gefäß täglich. Am Ende der Stehzeit sieben Sie das Öl durch ein sauberes Tuch ab und füllen es in eine lichtundurchlässige Flasche. So hält sich das aromatische Öl viele Monate. Menthol ist eines der weltweit am häufigsten eingesetzten Aromen. An die Stelle von Pfefferminzplantagen sind längst Maschinen gerückt. Die BASF nahm im Sommer 2012 die weltweit größte Produktionsanlage für naturidentisches Menthol in Betrieb. Auf der Homepage des Konzerns heißt es, dass Menthol durch ein ganz neues Verfahren zuverlässig und in konstant guter Qualität hergestellt werden kann. Und zwar auf der Basis von naturidentischem Citral (das in natürlicher Form in Orangenschalen vorkommt).

»Einer der Schlüsselschritte bei dem neuen Verfahren ist die sogenannte asymmetrische Hydrierung«, erläutert der BASF-Forscher Rocco Paciello. »Dafür haben wir ein spezielles, hocheffizientes Katalysatorsystem entwickelt, das dafür sorgt, dass aus dem Citral hauptsächlich nur ein bestimmtes Enantiomer entsteht. Aus diesem Zwischenprodukt wird anschließend in zwei weiteren Syntheseschritten das L-Menthol hergestellt. (...) Das spart nicht nur Zeit, sondern ist auch ressourceneffizienter, da mit der gleichen Menge an Ausgangsstoffen mehr L-Menthol in einer Reinheit von mindestens 99,7 Prozent produziert werden kann.« Menthol, das *naturidentisch* aus Citral gewonnen wird, ist von einer Ackerminze jedenfalls so weit entfernt wie ein Apfel von einem Computer. Trotzdem sind mit wenigen Ausnahmen die meisten »natürlichen« und »naturidentischen« Aromastoffe als Zusatzstoffe nicht deklarationspflichtig, weil die Moleküle, so das Argument, ja auch in der Natur vorkommen.

Vanillin ist übrigens das erste im Labor fabrizierte naturidentische Aroma. 1874 wurde es von dem Chemiker Wilhelm Haarmann aus Holzminden entwickelt. Und zwar auf der Basis von Coniferin, das aus dem Holz von Nadelbäumen gewonnen wurde. Coniferin lässt sich mit Kaliumdichromat und Schwefelsäure zu Vanillin oxidieren. Die ersten kommerziellen Herstellungsverfahren von Vanillin gingen später von Eugenol aus. Heute wird Vanillin kostengünstig aus Guajacol synthetisiert oder aus Lignin, einem Bestandteil von Holz und Nebenprodukt der industriellen Papierherstellung. Das Vanillin-Patent legte den Grundstein für Symrise eines der größten Unternehmen zur Aromaherstellung. Das börsennotierte Unternehmen ist weltweit an über 90 Standorten vertreten und erwirtschaftet Umsätze in Milliardenhöhe.

Für ein täuschend echtes Aroma genügen jedoch bereits einige wenige Aromabestandteile. Von den etwa fünfhundert Aromen einer Erdbeere reichen ein Dutzend, um Erdbeerduft zu erzeugen. Mit nur neun Ausgangssubstanzen lässt sich Bananengeschmack kreieren. Noch weniger benötigen Sie, um Kirschsaft zu kopieren. Geben Sie einfach wenige Tropfen Bittermandelaroma in ein Glas Apfelsaft und färben Sie die Mischung mit einem Teelöffel Rote-Bete-Saft. Wer es nicht besser weiß, wird das Getränk (auch von der Farbe in die Irre geleitet) für Kirschsaft halten. Von dem frischen Saft der reifen, süßen Früchte ist es freilich meilenweit entfernt. Wer allerdings das Original selten oder noch nie probiert hat, könnte Gefallen daran finden.

Eine Steigerung der naturidentischen Aromen stellen die künstlichen Aromen dar. Sie sind reine Laborentwicklungen, künstlich synthetisiert und damit uneingeschränkt deklarationspflichtig.

Rechtlich sind künstliche Aromen »chemisch definierte Stoffe mit Aromaeigenschaften, die durch chemische Synthese gewonnen werden, aber nicht mit einem Stoff chemisch gleich sind, der in einem Ausgangsstoff pflanzlicher oder tierischer Herkunft vorkommt«. Beispielsweise Ethylvanillin. Es unterscheidet sich von Vanillin durch einen Austausch der Methylgruppe gegen eine Ethylgruppe. Es gibt keine natürlichen Ethylvanillinvorkommen, jedoch eine Reihe von Lebensmitteln, die es enthalten: Speiseeis, Softdrinks, Backwaren und industrielle Säuglingsnahrung.

Eines sollte man sich jedoch vergegenwärtigen: Aromatisierte Getränke, Süßigkeiten und Fertigmahlzeiten haben nur einen Bruchteil der originalen Geschmackskomponenten. Eine künstliche Beschränkung, die dazu führt, dass manche natürliche Geschmäcker niemals erlebt und somit auch nicht erkannt werden. Das

Künstliche wird für das Natürliche gehalten. Insbesondere die frühkindliche Duftprägung spielt für den Geruchssinn eine entscheidende Rolle: Das Geruchsgedächtnis bildet sich weitestgehend in den ersten drei Lebensjahren heraus. Entscheidend hierfür sind Gerüche, die in dieser Zeit als vertraut und sicher wahrgenommen werden. Ein Kleinkind wird keine Unterscheidung zwischen künstlichen, naturidentischen und natürlichen Aromen treffen. Was es in der Flasche hat oder auf dem Teller, entzieht sich seiner Kontrolle. Entscheidend für das Kind ist, ob es Geborgenheit spürt. Für die Eltern entscheidend ist, ob sie ein »gutes Gefühl« bei der Auswahl der Nahrung ihres Kindes haben. Aber dieses Gefühl ist offenbar leicht zu bedienen. Die Firma Nestlé wirbt in Malaysia für einen Powerdrink namens Milo mit dem Versprechen, Kinder, die Milo tränken, seien aktiver und würden weniger Zeit vor dem Computer und Fernseher verbringen. Das Getränkepulver besteht zu 52 Prozent aus Zucker. Bei dem zugesetzten Aromastoff handelt es sich um Vanillin. In Malaysia haben sich dem Marktforschungsinstitut Euromonitor zufolge die Umsätze für Nestlé in den letzten fünf Jahren mehr als verdoppelt. Das Land weist die höchsten Fettleibigkeitsraten in ganz Asien auf, über ein »vorbildliches Medienverhalten« ist hingegen nichts bekannt.

Duftmarketing

Der Duft von frisch gebackenem Apfelkuchen ist ein Duftköder schlechthin. Erinnert er doch an Kindheitstage und unter Bäumen aufgebaute Kaffeetafeln, an Familie und Geborgenheit: Landlust-Idyll eben. Auch wenn es verdächtig klischeehaft klingt, zumindest Immobilienmakler ziehen regelmäßig Nutzen aus der Erfahrung, dass Wohnungen, in denen es nach frisch gebackenem Apfelkuchen duftet, schneller einen Käufer finden und höhere Preise erzielen – weshalb vor der Besichtigung schon mal zum Aromaspray gegriffen wird.

Und die Kette Dunkin' Donuts wirbt umsatzsteigernd in öffentlichen Nahverkehrsbussen Südkoreas mit Kaffeearomen, die dezent aus Duftdüsen herausströmen, während die Werbemelodie des Unternehmens aus den Lautsprechern schallt. »Embodied Cognition« nennt sich das Konzept, wenn körperliche Empfindungen Entscheidungen beeinflussen, ohne dass es bewusst wahrgenommen wird. Je subtiler die Einflussnahme geschieht, desto wirksamer ist sie. Dem Kunden soll schließlich das Gefühl vermittelt werden, seine Entscheidung selbst getroffen zu haben.

Doch wenn im Freibad Pommes, im Fußballstadion Wurst und am Bahnhof Laugenbrezeln gegessen werden, liegt dem nicht zwingend eine Wahl aus freien Stücken zugrunde. Die Nase hat lange vorher entschieden. Sie unterhält gewissermaßen eine direkte Standleitung ins Motivationszentrum. Wenn überhaupt, können wir uns bestenfalls *gegen* etwas entscheiden. Im Schwimmbad hieße das, auf Pommes zu verzichten, aber wer will das schon. Aradhna Krishna, die das Marketing Labratory der Universität von Michigan leitet, erkannte, dass olfaktorische Manipulation umso effektiver geschieht, wenn sich Sinne gegenseitig verstärken. Beispielsweise der Geruchssinn und der Tastsinn. Wärmende Sonnenstrahlen + nasser Badeanzug auf der Haut + Chlorgeruch + Frittierfett in der Nase = Appetit auf Pommes.

Diese crossmodale Verstärkung nutzen auch Dienstleister. So gilt Zimt als wärmendes Gewürz. Ein elektrisches Heizkissen, das dezent nach Zimt duftet, lässt eine bessere Wärmeleistung vermuten. Nachweislich werden Heizkissen, die nach Zimt duften, häufiger gekauft. Zimt- und Vanillearomen kommen andererseits oft in zuckerhaltigen Lebensmitteln vor. Diese Tatsache macht beide Aromen zu einem exzellenten Süßungsmittel, auch wenn beide Gewürze einzeln kein bisschen süß schmecken. Allein dass sie im Gedächtnis unter »süß« abgespeichert sind, wirkt, als hätte man etwas Süßes gegessen – mit allen hormonellen und stimmungsaufhellenden Vorteilen.

Die Neurowissenschaftlerin Rachel Herz aus Rhode Island südlich von Boston ist eine der führenden Forscher auf dem Gebiet Geruch, Emotion und Motivation. Sie erklärt in ihrem Buch *Why We Eat What We Eat,* weshalb wir nach einem Streit, bei Liebeskummer oder einer beruflichen Enttäuschung bevorzugt zu Trostessen greifen. Nämlich weniger aus Hunger, sondern vielmehr, weil uns das Aroma der jeweiligen Speise in einen psychologischen Entspannungszustand versetzt. Es genüge vollkommen, an dem Essen zu riechen, um unseren emotionalen und psychologischen

Hunger zu befriedigen. (Leider hat sie keinen Hinweis darauf gegeben, ob das auch bei »echtem« Hunger funktioniert.) »Riechen Sie an Ihrer Lieblingsspeise und warten Sie, bis die Entspannung einsetzt«, lautet ihr Vorschlag. Das Aroma eines beruhigenden Leckerbissens sei völlig ausreichend, um Kummer verschwinden zu lassen und Gefühle von Glück, Geborgenheit und Entspannung zu erleben.

Nicht jeder Duft wirkt allerdings entspannend. Es gibt Düfte, die machen regelrecht klaustrophobisch und nervös. In diese Kategorie fallen, einer Studie der Concordia University in Montreal zufolge, Düfte, die regelmäßig in den Filialen von Abercrombie & Fitch und Hollister versprüht werden. Mich persönlich ereilt die Symptomatik ja eher beim typischen »Duft« einer Zahnarztpraxis.

Klassifizieren von Aromen

Um Aromen zu klassifizieren, gibt es sogenannte Aromaräder. Das sind Karten aus drei übereinanderliegenden, unterschiedlich großen Kreisen, die bei der Aromenwahrnehmung, -erkennung und -beschreibung helfen sollen. Standardisierte Aromaräder gibt es für verschiedene Produktgruppen im Lebensmittelbereich, z. B. Wein, Brot, Käse, Bier, Kaffee oder Tee. Die verschiedenen Geruchsstoffe werden zunächst in Aromafamilien bzw. Geruchsklassen eingeteilt, die den inneren Kreis bilden (u. a. blumig, mikrobiologisch, erdig, vegetabil, fruchtig). Der mittlere Kreis unterteilt die

Aromafamilien in Unterfamilien (z. B. Blüten, Gemüse, Humus, Zitrus, Beere), im äußeren Kreis befinden sich die passenden einzelnen Sorten (z. B. Rose, Gurke, Pilze, Zitrone, Himbeere).

Aromawahrnehmung

Aromawahrnehmung beginnt gewöhnlich orthonasal, das heißt, in der vorderen Nase. Bevor ein Sommelier einen Wein verkostet, riecht er daran und erkennt typische Duftqualitäten. Erst dann nimmt er einen Schluck und lässt ihn bei geschlossenem Mund durch den Gaumen rollen und kreisen. Durch Schlürfen und Lufteinsaugen entwickelt sich ein aromatisches Luftgemisch. Allmählich entfaltet sich das Profil des verkosteten Weins. Typische Noten, die sowohl für die Rebsorte als auch für die Anbauregion und den Ausbau stehen, kommen schrittweise zum Vorschein. Beim Ausatmen durch die Nase, dem retronasalen Riechen, gelangen die Moleküle zur Riechschleimhaut, wo sie auf entsprechende Rezeptoren treffen. Von der Riechschleimhaut gehen die Nervenfasern der Riechzellen gebündelt zum Riechkolben. Dort filtern und verstärken sogenannte Mitralzellen die Sinnesreize, bevor sie zur primären Riechrinde im Gehirn weitergeleitet werden. Kombiniert mit Geschmacks- und Tastempfindungen (beispielweise Süße, Säure, Viskosität, Samtigkeit und Adstringenz) sowie der Farbe des Weines ergibt sich der qualitative Gesamteindruck.

Nicht nur Wein, nahezu jedes andere Lebensmittel ist in derselben Art und Weise erfahrbar. Brot, Käse,

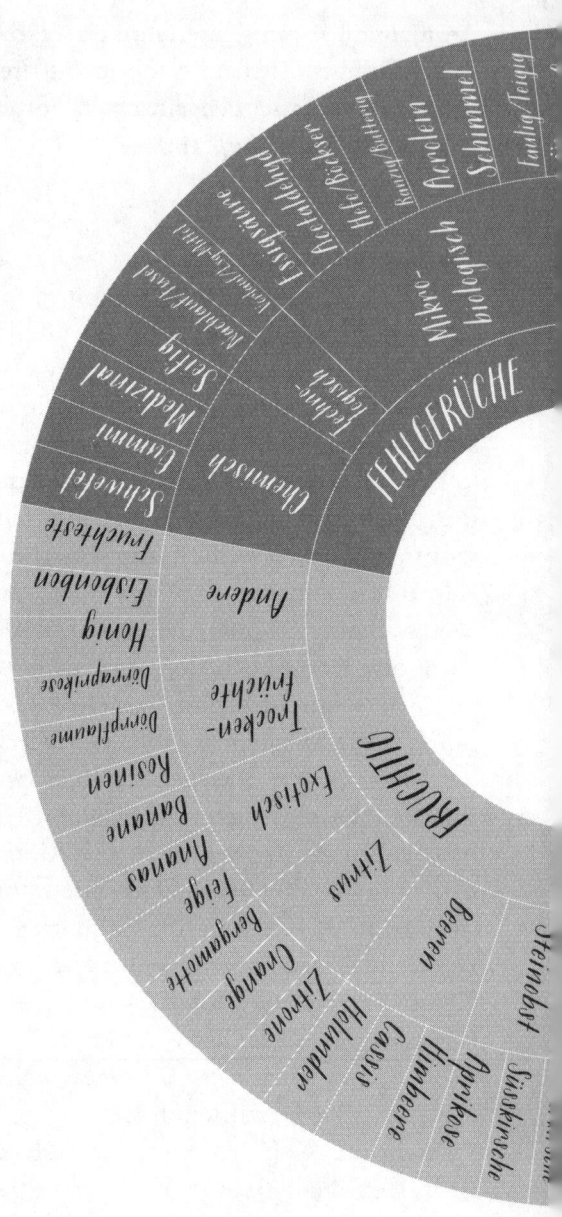

Aromarad zur genaueren Geschmacksbeschreibung

Kaffee
Karamel
Malz
Rauch
Haselnuss
Kokosnuss
Bittermandel
Zimt
Muskatnuss
Vanille
Lakritze
Pfeffer
Harz
Wachs
Holzfass
Waldboden
Pilze
Gras
Kraut
Heu
Bohne
Holunderblüte
Rose
Geranium
Lindenblüte
Lavendel
Süß
Sauer
Bitter
Adstringierend
Brennend

Röst-aromen
Nüsse
Gewürze
Holzig
Erdig
Grün
Grund-geschmack
Trigeminal

RÖSTIG
WÜRZIG
PFLANZLICH
BLUMIG GESCHM...

Fleisch, Kaffee. Wir riechen vor dem Essen mit der Nase und während des Essens mit dem Nasen-Rachen-Raum. Für beides braucht es Aufmerksamkeit und möglichst wenig störende Nebengerüche.

Mittlerweile werden sogar schon Autos, Züge und Mobiltelefone parfümiert. Gibt man das Stichwort »beliebteste Aromen« in die Google-Suchmaschine ein, erhält man sofort mehr als eine Million Treffer und ungefragt Werbung für E-Zigaretten Liquids. Gibt es überhaupt noch aromafreie Rückzugsorte? Und was riecht man dort? Tannen, Quellwasser, Wiesenduft? Übrigens: Jeder Mensch hat seinen eigenen Duft. Er steckt voller hormoneller und genetischer Informationen. »Sich gut riechen können« ist Ausdruck gegenseitiger Sympathie. Manchmal auch erotischer Anziehung. Napoleon schrieb seiner Frau Josephine von einem Feldzug kommend einen Brief mit folgender Aufforderung: »Ich komme in drei Tagen. Wasch dich nicht.«

Vom Vorteil des Kauens

»Iss langsam, kau ordentlich. Der Magen hat keine Zähne«, hieß es früher immer. Als Kind empfand ich es unerträglich, Essen länger als drei Sekunden im Mund zu behalten. Wenn ich Hunger hatte, wollte ich nur eins: schlucken und schnell satt werden. Mittlerweile empfinde ich es jedoch als unangenehm, mein Essen hinunterzuschlingen. Und das nicht nur seitdem ich weiß, dass grob gehäckselter Inhalt den Magen später deutlich aufblähen lässt. Enzyme (z. B. Amylase oder Lipase) im Speichel könnten dies verhindern, sie sorgen nämlich dafür, dass

Nahrungsbestandteile aufgespalten und vorverdaut werden. Das Schlingen hat mehr als nur einen Nachteil, denn Kauen macht Genuss überhaupt erst möglich. Es setzt durch die vergrößerte Oberfläche vermehrt Aromen frei, deren unterschiedliche Zeitverläufe durch die längere Verweildauer im Mund besser ausgekostet werden können. Ein Genießer schlingt nicht, er schlemmt!

Kann man sich satt riechen?

Vor unserer Haustür glänzt der gastronomische Bauchnabel Europas. In der Cuchara de San Telmo und in der Atari Bar stapeln sich auf ausladenden Tabletts Berge köstlichster Tapas, auch Pintxos. Pulpo, Garnelen, kleine Fische, eingelegte Paprika, Bohnenpaste und »tortilla de patatas« auf landestypischem Weißbrot, aufgespießt auf einen Zahnstocher. Butterzarte Lammschultern und Ochsenbäckchen werden noch in Tiegeln brutzelnd aus den Küchen herausbalanciert, von Kellnern, die sich wendig wie Artisten durch Menschentrauben hindurchzwängen. Jedes Gericht wird von sehnsuchtsvollen Blicken mehrfach verschlungen, bevor es sein Ziel findet. Wir sind in San Sebastian, die Warteschlangen vor den Bars erreichen weit nach Mitternacht noch Dutzende Meter. Wer nicht ansteht, sitzt an einem der wenigen Tische oder auf den Stufen der gegenüberliegenden Basilika, die Teller lässig auf den Knien balancierend. Von all dem Trubel bekommen wir in unserer auf Airbnb angemieteten Dachwohnung wenig mit, was daran liegt, dass sämtliche Fenster ausschließlich zum Innenhof rausgehen. Als wir sie öffnen, schlägt uns ein beißender Geruch entgegen. Die Abluftrohre der Restaurantküchen zielen direkt in unsere Schlafzimmer. Der Geruch katapultiert uns auf der Stelle ins Innerste der spanischen Küche, ja in das Herz aller Küchen: an den Herd. Es riecht nach Gebratenem, Gegrilltem, Gesottenem, Geschmortem. Nur nicht nach frischer Luft. Nachts träumen wir von Fleischbergen, in einer beängstigenden, an Hieronymus Boschs Höllenbildnis heranreichenden Bilderfülle. Genau drei Tage halten wir es aus, bevor wir reizüberflutet in ein kulinarisches Koma zu fallen drohen. Essen können wir nichts mehr, gefühlt nie wieder. Wir haben uns satt gerochen.

Alan Hirsch, Gründer der »Smell & Taste Treatment and Research Foundation« in Chicago erbrachte den wissenschaftlichen Beweis, wonach Düfte unser Hungergefühl beeinflussen. Der Neurologe und sein Forschungsteam luden 1436 männliche, übergewichtige Teilnehmer ein, an einem Experiment teilzunehmen. Während einer Dauer von sechs Monaten würzten die Teilnehmer mit speziell entwickelten kalorienfreien Duftstoffen, die den Geschmack und den Geruch der konsumierten Nahrungsmittel verstärken sollten. (Unter anderem rochen sie nach Banane, Käse und Zwiebeln.) Am Ende der Versuchszeit hatten die Probanden durchschnittlich 15 Prozent ihres Körpergewichts verloren. Hirsch erklärt den Abnehmeffekt damit, dass die Aromen schneller sättigten und die Versuchsteilnehmer davon beeinflusst insgesamt weniger Kalorien zu sich nahmen. Laut Hirsch hilft es schon, vor den Mahlzeiten ausgiebig am Essen zu riechen und Nahrungsmittel langsam zu kauen. Durch diesen Vorgang setzen Geschmacks- und Geruchsrezeptoren im Gehirn Hormone frei, die dem Körper früher signalisieren, dass er genug Nahrung aufgenommen hat. So fühle man sich schneller satt und spare unnötige Kalorien. Wem das zu abstrakt ist, dem empfehle ich einen Kurzurlaub in San Sebastian. Ich kenne dort eine dufte Airbnb-Wohnung. Schreiben Sie mir eine Nachricht auf Facebook, dann verrate ich Ihnen die Adresse.

Aromenküche: mit Kräutern kochen

Gleich vornweg: Jeder kann mit Kräutern kochen. Jeder hat sich auch schon mindestens einmal in seinem Leben ein Frischkäsebrot mit Schnittlauch bestreut. Oder noch besser, das Brot *sunny side up* darin paniert. Es versteht sich von selbst, dass der Schnittlauch nicht der Länge nach wie ein Grashalm drapiert, sondern vorher klein geschnitten wurde.

Das ist auch schon die Regel Nr. 1: Kräuter wollen zerkleinert werden. An den Schnittstellen tritt oft etwas Wasser hervor und, was noch deutlich aufregender ist, das jeweils typische Aroma. Schnittlauch gehört ebenso wie Petersilie, Basilikum, Koriander, Dill, Minze, Kerbel, Kresse, Estragon, Bohnenkrautblätter und Löwenzahn zu den Kräutern, die am besten frisch verwendet werden und erst kurz vor dem Servieren auf eine Speise gehören. Auch wenn es sie getrocknet zu kaufen gibt, ist das Aroma unvergleichlich besser im frischen Zustand. Seine Lieblingskräuter sollte ohnehin jeder auf der Fensterbank haben. Selbst wenn einmal im

Kühlschrank Leere vorherrscht, lässt sich aus dem Stand mit etwas Olivenöl, Salz und Kräutern improvisieren. Zum Beispiel in einer Pfanne etwas Brot in Olivenöl rösten und mit Kräuterpesto bestreichen: Mit Basilikum, aber auch mit Petersilie lässt sich blitzschnell ein leckeres Pesto zubereiten. Sie rösten dazu einfach eine Handvoll Sonnenblumen- oder Pinienkerne, lassen sie abkühlen, zerkleinern einen Bund Kräuter mit dem Stabmixer, geben reichlich Olivenöl hinzu, etwas Salz und schließlich die abgekühlten Kerne. Falls Sie Parmesan im Haus haben, umso besser. Der kann, muss aber nicht zwingend in das Pesto hineingemixt werden. Sobald Sie Basilikum und Pinienkerne durch frischen Koriander und Erdnüsse ersetzen, erhalten Sie ein vietnamesisches Pesto, das sich wiederum hervorragend zu gebratenen Reisnudeln und Chilisoße kombinieren lässt.

Sie mögen keinen Koriander?

Wenn Ihnen frisches Korianderkraut gegen den Strich geht, sind Sie in bester Gesellschaft. Der Forscher Nicholas Eriksson hat das Erbgut von 30 000 Freiwilligen analysiert. Etwa 17 Prozent aller Europäer haben ein Gen, das Koriander wie Seife riechen lässt. Kein Wunder, dass das Kraut umgangssprachlich auch Wanzendill oder Stinkdill genannt wird. Das Gen codiert den Geruchsrezeptor OR6A2, der wiederum Aldehyde registriert, von denen Koriander viele enthält. In Südostasien ist dieses Gen viel seltener verbreitet. Dort ist Koriander kaum aus der Küche wegzudenken, auch weil er gesundheitsfördernde Eigenschaften besitzt. In der Medizin werden Aldehyde übrigens zur Flächendesinfektion genutzt. Sie haben nämlich hervorragende antimikrobielle Eigenschaften. Und noch ein Anwendungsgebiet ist erwähnenswert: Parfüm enthält ebenfalls Aldehyde, z. B. Chanel No. 5.

Koriander passt zu allem Süßsauren, zu Chutneys und Curry, aber auch zum Salat aus Wassermelone und Schafskäse. Er wird aufgrund seiner Zartheit am besten frisch auf Thai-Suppen oder Salate gestreut.

Die andere Sorte Kräuter sind die, die sich hervorragend trocknen lassen. Von Natur aus sind ihre Blätter wie dafür geschaffen, in großer Hitze oder in sehr trockenen Gegenden mit wenig Feuchtigkeit auszukommen. Sie trocknen, wenn es erforderlich ist, quasi am Strauch. Die meisten mediterranen Gewächse haben diese Eigenschaften. Ihre Oberfläche ist rau, manchmal sogar pelzig, oft sind sie bitter im Geschmack oder adstringent. Aber gerade weil sie diese Speicherfähigkeit besitzen, horten sie auch Aromen in großem Stil. Salbei, Rosmarin, Lavendel, Lorbeer, Oregano und Thymian können auch frisch verwendet werden, getrocknet sind sie hervorragend, manchmal sogar besser. Wichtig ist (Regel Nr. 2), getrocknete Kräuter frühzeitig in den Kochprozess einzubinden. Kurz vor dem Servieren hastig in den Topf geworfen, werden sie sich nämlich rächen und wie Heu auf der Zunge kleben bleiben. Was getrocknet wurde, braucht Zeit zum Aufweichen. Während sich bei dünnblättrigen Kräutern die Aromen rasend schnell verflüchtigen, halten sie sich bei den getrockneten mediterranen Kräutern lange. Oft entfalten sich die Aromen sogar erst über Nacht und beim erneuten Aufwärmen.

Wichtig für diesen Entfaltungsprozess ist Fett. Regel Nr. 3 lautet also: Sparen Sie beim Kochen niemals mit Fett. Lassen Sie den Speck am Fleisch, verwenden Sie Olivenöl, Butter und Sahne. Wenn alles fertig gekocht ist, können Sie immer noch entscheiden, wie viel Soße Sie auf Ihren Teller lassen. Aber tun Sie sich den Gefallen, seien Sie während des Kochens großzügig mit dem Geschmacks- und Aromenträger Fett. Natürlich müssen Sie auch hier nicht maßlos werden, zu viel Fett legt sich nämlich wie ein schützender Film auf die Geschmacksknospen, was das Geschmacksempfinden stört.

Sollte Ihnen der Kräuterstreuer aus der Hand gerutscht und versehentlich zu viele Kräuter in die Soße geraten sein, die nun zu aromatisch oder gar bitter schmeckt, können Sie sie »retten« indem Sie etwas Sahne oder Creme fraiche hineingeben. Oder strecken Sie die Soße mit Gemüsebrühe, Wein, Bier, Cognac, Orangensaft, Traubensaft oder passierten Tomaten, mit Kokosmilch, Mandelmilch oder einfach mit Wasser.

Regel Nr. 4: Auf die Menge kommt es an. Frische Kräuter können und sollten Sie im Prinzip reichlich verwenden. Meistens sind in den Rezepten eher geringe Mengen vorgegeben, die Sie, ohne zu zögern, überschreiten dürfen. Getrocknete Kräuter hingegen verlangen nach etwas mehr Fingerspitzengefühl. Auch hier sollten Sie großzügig sein, es aber nicht übertreiben. Mit einem Teelöffel pro Liter Flüssigkeit liegen Sie in der Regel richtig.

Denken Sie daran, mit Kräutern ist es wie mit einem Aktienfonds. Sobald die richtige Auswahl im Portfolio ist, gibt es so gut wie immer eine Wertsteigerungsgarantie. Im besten Fall ist ein Essen mit gut gewählten Kräutern immer ein Gewinn. Dazu muss man wissen, was am besten zueinander passt. Und hier gilt wie im echten Leben: Gleich und gleich gesellt sich gern.

Was nicht heißen soll, dass Gegensätze sich nicht auch anziehen können. Zumindest für kurze Zeit funktioniert das sehr wohl und es gibt eine gewisse Spannung, auf Dauer wird die jedoch beunruhigend empfunden. Setzen Sie daher gerne hin und wieder auf Kontraste, vertrauen Sie aber grundsätzlich dem harmonischen Gesamtgefüge.

Um sich einen Überblick darüber zu verschaffen, was zueinander passt, hilft es, einen Blick auf die Pflanzenfamilien zu werfen.

Natürlich gibt es sehr viel mehr Pflanzenfamilien als die vier, die ich Ihnen gleich aufzählen werde, aber wer es genau wissen will, kann ja das Herbarium vom früheren Biologieunterricht hervorkramen und hoffen, dass die Beschriftung gehalten hat. Grundsätzlich passen sämtliche Kräuter ein und derselben Pflanzenfamilie gut zueinander. Wechselt man die Pflanzenfamilie, wird es manchmal kritisch. Lavendel und Petersilie habe sich so viel zu sagen wie eine Zikade und ein Regenwurm. Petersilie und Liebstöckel sind hingegen ein altgedientes Paar, das nichts so leicht erschüttert. Sie geben einem Eintopf sofort eine bestimmte Richtung; das macht sie so zuverlässig im Alltag.

Süße, anisartige Aromen wie das von Estragon passen hervorragend zu süßem Gemüse wie Pastinake und

Fenchel. Frische Aromen von Minze und Basilikum passen gut zu fruchtig-salzigen oder fruchtig-süßen Kombinationen wie Tomate, Schafskäse und Melone. Zitronig-frische Kräuter wie Koriander hingegen zu asiatischen Gerichten, zu Tomaten oder zu Fisch. Warme, erdige Kräuter wie Salbei, Thymian und Rosmarin korrespondieren gut mit geschmortem Fleisch, Eintöpfen und mediterranem Gemüse, idealerweise mit dem Inhalt einer guten Flasche Rotwein.

Pflanzen-familie	Geschmack	Typische Kräuter	Harmoniert mit
Doldenblütler	süß, lakritz, zitrus, pikant, leicht	Anis, Dill, Fenchel, Kerbel, Koriander, Liebstöckel, Peter-silie	süß umami sauer
Korbblütler	holzig, warm, bitter	Beifuß, Currykraut, Estragon, Löwen-zahn	süß umami bitter
Lauch-gewächse	schwefelig, scharf, kräftig	Bärlauch, Knob-lauch, Schnittlauch, Frühlingszwiebel	salzig sauer fettig
Lippenblütler	floral, zitrus aromatisch, kräftig, herb, pikant, bitter, kampfer, minzig	Basilikum, Bohnen-kraut, Lavendel, Majoran, Minze, Oregano, Rosma-rin, Salbei, Thy-mian, Ysop	umami fettig salzig

Hier eine Auswahl meiner persönlichen Lieblingskombinationen

Fenchel & Estragon
Schmeckt wie Ouzo oder Küstennebel nach Lakritze und Ferien.

Tomate & Basilikum
Ein Klassiker, wie die Lieblingsjeans, hundertmal getragen und passt immer noch.

Tomate, Zitronenabrieb & Koriander
Am liebsten eisgekühlt und barfuß am Strand zwischen zwei Surfgängen.

Melone, Schafskäse, Limette & Minze
Solider Einstieg in eine Cocktailnacht, vor allem, wenn vorher reichlich Vorräte von Limette, Minze und kubanischem Rum kühlgestellt wurden.

Bratkartoffeln mit Zwiebeln & frischem Bohnenkraut
Perfektes Netflix-Couch-Cheating-Programm für trübe Wintertage.

Walnuss, Kartoffel, Knoblauchsoße & Petersilie
Hinterher unbedingt drei Stängel Petersilie kauen, das macht den Atem wieder kusstauglich.

Sardelle & Salbei
»Il tartufo di pescatore – die Trüffeln des Fischers«, beides frittiert, zu geröstetem Baguette und Pinot Grigio, im Schatten eines Olivenbaumes.

Aromenküche: mit Gewürzen kochen

Bei Gewürzen handelt es sich meistens um Samen, getrocknete Blüten, seltener um Rindenstückchen oder getrocknete Wurzeln der jeweiligen Pflanze. Das Kostbare daran: In den Samen stecken besonders viele Nährstoffe, Mineralien, Spurenelemente und ätherische Öle.

Die flüssigste Form der Gewürzküche steckt im Gin, der neben Wacholder Dutzende Gewürze enthält. Ebenso wie Ouzo, Raki, Pastis, Küstennebel und wie sie alle heißen, Gewürz-Destillate sind und damit unbestreitbar auch einen gesundheitsstiftenden Nutzen haben sollten. Mein liebstes Gewürz ist Sternanis; damit lässt sich nicht nur die beste Fischsuppe kochen, er hilft sogar bei Liebeskummer. Pastis, ein Likör aus Südfrankreich auf der Basis von Sternanis und Süßholz, schubst einen, Kummer hin oder her, sanft in eine türkisblaue Welt, in der die Sonne glitzernd ins Meer eintaucht. Dass Anis melancholische Stimmungen bessern soll, beschrieb im frühen Mittelalter um das Jahr 795 ein Mönchsarzt und Verfasser des Lorscher Arzneibuchs. Außerdem soll Anis aufgrund seines hohen Anteils ätherischer Öle Zahnschmerzen lindern, Bauchweh und Bronchitis bekämpfen. Damit hat man eigentlich fast immer einen Grund zum Anislikör trinken (oder Anissirup mit Eiswasser).

Sowohl in der fernöstlichen als auch in der traditionellen Medizin werden Gewürze und ihre Inhaltsstoffe seit Menschengedenken als Heilmittel verwendet. So war Fenchelsamen beispielsweise schon bei den alten Römern beliebt und geschätzt: als Verdauungshilfe. Wenn man sich im Kochbuch des Apicius umschaut, weiß man auch, warum. Dort finden sich allerlei schwer verdauliche Rezepte mit Schweinezitzen, Flamingozungen, Meerspinnen und Haselmäusen. Auch in China gilt Fenchel als gesundheitsbringend und verdauungsfördernd. Wacholderbeeren, die kleinen runden schwarzen Kügelchen, die im Sauerkraut herumkullern und nach altem Kleiderschrank schmecken, gelten als blutreinigend. Gewürznelken betäuben Zahnschmerzen und sicher einiges mehr. Die Ingwerwurzel hilft bei Entzündungen und Erkältungskrankheiten, Kümmel bei Magenschmerzen. Die Gelbwurz enthält bedeutende Mengen des Farbstoffs Curcumin, dem antioxidative, krebshemmende und entzündungshemmende Eigenschaften zugeschrieben werden. Zimt ist der neue Liebling der Diabetologen. Er wirkt sich positiv auf den Stoffwechsel von Diabetes-2-Patienten aus und soll einer pakistanischen Studie zufolge den Blutzuckerspiegel senken.

Gerade weil Gewürze eine unbestrittene Wirkung auf die Organe haben, sollten sie mit Umsicht verwendet werden. Gemeint sind nicht nur die destillierten, hochprozentigen »Gewürzmischungen«. Auch harmlose Schätzchen wie Zimt wirken in täglichen hohen Mengen leberschädigend. Schuld ist der enthaltene

Aromastoff Cumarin. Darauf weist das Bundesinstitut für Risikobewertung hin. Dort heißt es: »Verbraucher sollten beim Verzehr von Zimt zurückhaltend sein. Insbesondere Kleinkinder sollten Zimtgebäck deshalb in der Vorweihnachtszeit nur in Maßen verzehren.«

Das BfR hält eine tägliche Aufnahme von 0,1 Milligramm Cumarin pro Kilogramm Körpergewicht für unbedenklich. Für Kinder werden nicht mehr als vier Zimtsterne oder ein Lebkuchen pro Tag empfohlen, für Erwachsene die doppelte Menge. Wer häufiger Zimt verwendet, sollte unbedingt auf den milden Ceylon-Zimt zurückgreifen. Der vergleichsweise kräftige Cassia-Zimt enthält zehnmal mehr Cumarin.

Die Muskatnuss, der Inbegriff von Luxus, enthält hingegen Safrol, ein Gift, das in höheren Dosen zu Nieren- und Leberschäden führen kann. Bei einer normalen Verwendung als Küchengewürz ist die Muskatnuss zwar unbedenklich, dazu sollte man aber wissen, dass bereits eine ganze Nuss (4 Gramm) bei einem Erwachsenen zu Schwindel und Halluzinationen führen und für Kinder lebensgefährlich sein kann. »Normale Verwendung« bedeutet, die Nuss zweimal die Muskatreibe rauf und runter zu schicken und dann zur Seite zu legen.

Gewürze geben einem Gericht traditionell eine regionale Note. Anis, Fenchel, Kümmel und Dillsamen werden eher in der nordischen Küche verwendet. Kreuzkümmel, Koriandersamen, Zimt und Kardamom in der persischen und indischen Küche. Sternanis, Safran und Zitronengras in der asiatischen Küche, die Muskatnuss, Zimt und Safran traditionell in der Küche Nordafrikas.

Es ist ratsam, Gewürze immer am Stück zu kaufen und kurz vor der Zubereitung mit dem Mörser per Hand zu zerstoßen oder mit einer Reibe zu raspeln. Fein gemahlene Gewürze aus Fertigmischungen sind praktisch, man sollte aber wissen, dass sie schnell verbrennen und beim Rösten wertvolle Bestandteile ihres Aromas einbüßen. Außerdem werden manche Gewürze bitter, wenn sie zu früh in die Pfanne kommen, andere wiederum brauchen gerade das Rösten und lieben Hitze. Wenn schon gemahlen, dann sind Einzelpackungen die bessere Wahl, je nach Hitzebeständigkeit kann man die einzelnen Aromastoffe schrittweise hinzugeben. In der unten stehenden Tabelle sind Gewürze aufgelistet, mit denen ich je nach Zeitpunkt der Zugabe unterschiedliche Erfahrungen gemacht habe. Am besten probieren Sie jedoch selbst ein wenig herum, bis Sie den für Sie idealen Zeitpunkt herausgefunden haben.

Ach ja, und noch etwas zur Qualität. Kräutern und Gewürzen ist es egal, ob sie in einer Luxusküche zubereitet werden oder unter freiem Himmel. Sie brauchen lediglich ein Schneidebrett, ein scharfes Messer, eine Reibe und einen Mörser. Dass Gewürze Glanz und Glamour in ein Gericht bringen, sollte allerdings honoriert werden. Sie dürfen und sollten einen angemessenen Preis kosten und unter nachhaltigen Bedingungen angebaut, vor allem aber frei von künstlichen Zusätzen und Pestiziden sein.

Wie heißt es immer so schön in der *Vogue*: kombiniere Vintage mit Louis Vuitton. Will heißen, den Mörser können Sie gerne günstig gebraucht kaufen, bei den Gewürzen achten Sie besser auf handverlesene Qualität.

Vorher anrösten	Länger mitkochen	Nur kurz mitkochen
Curry	Kümmel	Ingwer, geriebener
Anis	Knoblauch	Muskatnuss (frisch
Fenchelsamen	Wacholderbeeren	abreiben und
getrocknete rote Chili	Nelken	kurz vor Ende der
Koriandersamen	Sternanis	Kochzeit hinzu-
Kreuzkümmel	Chili	geben)
Kardamom	Zimtrinde	Kurkuma, frisch
Kurkuma, getrocknet		Koriandersamen
Sesamsamen		Pfeffer
		Piment
		Safran
		Szechuanpfeffer
		Kardamom

Backhilfe

Koriandersamen und Heidelbeeren sind Verbündete. Koriandersamen enthalten Linalool, das leicht holzig, blumig und zitrusfrisch duftet und das bei der Herstellung von Heidelbeeraroma zum Einsatz kommt. Dem Teig zugegebene frisch zerkleinerte Koriandersamen machen aus jedem Blaubeermuffin eine Aromabombe.

Dass Gewürze und die darin enthaltenen ätherischen Öle erheblichen Einfluss auf die Gesundheit und das Wohlbefinden nehmen können, ist mittlerweile auch wissenschaftlich gut belegt. Ähnlich wie Geschmacksrezeptoren im ganzen Körper zu finden sind, haben auch Geruchsrezeptoren einen festen Platz in sämtlichen Organen.

Hans Hatt und Desirée Maßberg werteten mehr als 200 wissenschaftlichen Studien aus dem Jahr 2018 aus und fanden heraus, dass olfaktorische Rezeptoren – Proteine, die an Gerüche binden – nahezu im gesamten menschlichen Körper vorkommen. Sie scheinen wesentlich funktionaler zu sein, als bisher angenommen. Die Funktion jener Riechrezeptoren soll bei der Diagnose und Behandlung von Gesundheitszuständen eingesetzt werden. So können spezifische Arten von Riechrezeptoren in Herzmuskelzellen als metabolischer Regulator der Herzfunktion dienen, in der Leber könnten sie die Ausbreitung von Leberkrebszellen reduzieren, im Dickdarm das Wachstum von Darmkrebszellen bremsen, in der Haut die Regeneration der Hautzellen und Beschleunigung der Wundheilung erhöhen.

Düfte können aufgrund ihrer chemischen Struktur wie Pharmaka wirken. Wer ängstlich ist und unter Einschlafstörungen leidet, dem sollte Jasmin zur inneren Ruhe helfen. Und von Kaffeeduft dürften vor allem Studenten und Analysten profitieren. In einer neuen Studie wurde bekannt, dass Kaffeeduft analytisches Denken fördert und hinsichtlich der Ergebnisse die Zuversicht steigert. Hundert Studenten der Wirtschaftswissenschaften nahmen an einem Experiment unter der Leitung von Adriana Madzharov vom Stevens Institute of Technology in Hoboken (New Jersey) teil. Sie absolvierten einen zehnteiligen Algebratest am Computer. Die eine Hälfte der Teilnehmer saß in einem Raum, der mit einem dezenten Kaffeeduft erfüllt war. Die andere Hälfte saß in einem Raum mit »neutraler« Luft. Diejenigen, die dem Kaffeeduft ausgesetzt waren, bewältigten die analytischen Tests signifikant besser und waren zuversichtlicher hinsichtlich ihrer Prüfungsergebnisse.

Riechtraining

Wenn Riechforscher Scherze machen, dann könnte das so einer sein: Sagt der Rentner zu seiner Frau: »Schatz, du kochst auch nicht mehr so gut wie früher.« Worauf sie schulterzuckend reagiert: »Und du riechst nicht mehr so gut wie früher.«

Riechstörungen nehmen im Alter häufig zu. Ab dem fünfzigsten Lebensjahr hat jeder Vierte ein verschlechtertes Riechvermögen. Riechen macht einen gewaltigen Anteil dessen aus, was wir gewöhnlich Schmecken nennen. Wenn es im Alter nicht mehr schmeckt, liegt es oft am Geruchssinn, der unisono mit dem Geschmackssinn im Laufe der Jahre dahinschwindet. Vertraute Gerichte schmecken im Alter unvollständig, und es ist unwahrscheinlich, dass die Essenszubereitung daran schuld ist.

Würzsoßen lösen das Problem nur teilweise. Entscheidend ist, das Aroma einer Speise ins höhere Alter hinüberzuretten. Einerseits geschieht dies über eine feste Verankerung von Ritualen. Wenn sonntags regelmäßig ein Braten bereitet wurde und quasi am Frühstückstisch schon die Düfte aus dem Ofen herüberwehten, dann sorgte das mit Sicherheit für eine feste Verankerung im Geschmacksgedächtnis. Und zwar ist dort für alle Zeiten abgespeichert: Sonntag, Braten,

Küche, Düfte, Umgebungsdüfte (z. B. von draußen durch das geöffnete Fenster herein Landluft, Meeresluft oder Stadtluft), Kaffee, Marmelade, usw. Stand das Essen schlussendlich auf dem Tisch, war das nur das i-Tüpfelchen eines langen aromatischen Verarbeitungsprozesses. Von einem Essen, das auf Rädern (nichts gegen Essen auf Rädern!) geliefert wurde, darf man insofern nicht halb so viel erwarten. Trotzdem kann es schmecken, eben weil Gerüche von früher über verschiedene Kanäle aktiviert werden können. Teils durch Erzählungen, durch Worte (auf Speisekarten), durch Farben oder durch Musik. Dazu gehört es sich selbstverständlich, das Essen aus der Schale herauszunehmen und auf einen Teller zu geben. Idealerweise auf einen Teller, wie er früher benutzt wurde. Und lassen Sie Angehörige von damals erzählen, von Rezepten und von typischen Tagesabläufen an Wochenenden, wenn nach diesen Rezepten gekocht wurde.

Ich erinnere mich zum Beispiel an Sonntage, an denen die Kartoffelpresse meiner Oma aus dem Schrank geholt wurde. Die geriebenen Kartoffeln wurden in dem Leinensack verstaut und in die Presse eingespannt. In einem bestimmten Zeitabstand wurde die Winde mehrmals angezogen, was dazu führte, dass aus dem Leinensack Kartoffelwasser tropfte. Wir Kinder liebten es, diese Aufgabe zu übernehmen. Natürlich wetteiferten wir, wer die meiste Flüssigkeit herausquetschte. Während unsere Blicke die Flüssigkeit abschätzten, die in die Schüssel tropfte, röstete meine Oma zentimetergroße Weißbrotwürfel in Schmalz. Der Duft von geröstetem Brot mischte sich in den Geruch von Rotkohl, Nelken und Wacholder. Heute brauche ich nur eines dieser Aromen zu riechen, und der sonntägliche Kosmos in der Küche meiner Großmutter ist auf einen Schlag gegenwärtig.

Geschichten rund um das Essen hat jeder. Sie sind kostbare kulinarische Erinnerungen, die bereits in jungen Jahren gepflegt werden sollten. Gerade weil der Geruch eine entscheidende Rolle für die Erinnerung spielt, kommt es darauf an, die Speicherung im Gedächtnis aktiv zu beeinflussen. Machen Sie sich daher situativ immer bewusst, was sie augenblicklich riechen, a) während Sie ein Essen zubereiten, b) während Sie essen. Schnuppern Sie an Kräutern und Gewürzen, bevor Sie sie verwenden. Achten Sie darauf, wie sich der Geruch verändert, wenn Sie eine weitere Zutat in den Topf geben, z. B. Wein oder Sahne. Versuchen Sie starken Gerüchen auszuweichen, vor allem wenn diese durch künstliche Duftstoffe hervorgerufen wurden (dazu zählen Bad- und Haushaltsreiniger, Parfüms, Kosmetika, synthetische Raumdüfte). Da synthetisch hergestellte Düfte nahezu immer überdosiert sind, besteht die Gefahr, dass die Nase sich an intensive Düfte gewöhnt und die sanften natürlichen Düfte kaum noch registriert. Halten Sie Ihre Schleimhäute feucht, z. B. durch ausgiebige Spaziergänge im Freien (auch und gerade bei Regen) oder durch Nasenduschen mit Meersalzwasser.

Und riechen Sie regelmäßig an den Dingen in Ihrer Umgebung! Beispielsweise an Blüten, Brot, Obst, Gewürzen, Zeitungspapier, Pinienzapfen, dem getragenen T-Shirt eines geliebten Menschen.

Die Auswertung von Riechtrainings ergab: Durch gezieltes und regelmäßiges Reizen des Nervus olfactorius und Nervus trigeminus mit verschiedenen Duftstoffen lässt sich eine Verbesserung der Schwellenwahrnehmung jener Düfte erreichen, mit denen trainiert wurde. Eine allgemeine Verbesserung des Geruchsinns wurde ebenfalls beobachtet. Hierzu noch eine Anmerkung: Riechstörungen sind nicht nur altersbedingt, sondern treten relativ häufig nach einer Grippe oder Viruserkrankung auf, seltener in Folge von Gehirnerschütterungen oder neurodegenerativen Erkrankungen. Klären Sie die Ursachen im Zweifel bitte mit Ihrem Arzt.

Das sind doch mal gute Nachrichten – auch wenn es altersbedingt mit dem Schmecken und Riechen unweigerlich bergab geht, können wir den Verfall jederzeit durch praktische Übungen wenn schon nicht stoppen, so doch zumindest verlangsamen. Wann haben Sie eigentlich zuletzt an einem Apfel geschnuppert, bevor sie ihn aßen?

8 Die vorgeburtliche Geschmacksprägung

Spielt der mütterliche Ernährungsstil eine Rolle?

Finden Sie nach Möglichkeit doch einmal heraus, was Ihre Mutter in der Schwangerschaft besonders gerne gegessen hat. Fakt ist: Je früher im Leben wir mit einem Geschmack in Berührung kommen, desto nachhaltiger wird er unser Leben beeinflussen. Der biologische Bauplan ermöglicht es, bereits im Mutterleib ein Repertoire an kulinarischen Erfahrungen zu sammeln. Schon nach der achten Schwangerschaftswoche bilden sich erste Geschmackszellen, nach fünfzehn Wochen sind die Geschmacksknospen vollständig entwickelt. Zur selben Zeit beginnt der Fötus zu saugen und zu schlucken. Er trainiert seine Geschmacksknospen. Gelöste Substanzen aus dem Fruchtwasser wird er später wiedererkennen. Was wir schmecken, ist somit auch eine Frage des mütterlichen Ernährungsstils während der Schwangerschaft. »Die Plazenta ist mit fortschreitender Schwangerschaft durchlässiger für gelöste Stoffe aus dem mütterlichen Blutkreislauf, was den potenziellen Einfluss der mütterlichen Ernährung verstärkt.

Sowohl Fruchtwasser als auch Muttermilch haben eine prägende ›aromatische Signatur‹ für den Fötus und später das Neugeborene«, schreibt Joy Browne von der University of Colorado, Denver School of Medicine.

Die Wissenschaft spricht bei diesen Vorgängen von einer vorgeburtlichen Prägung. Als evolutionären Grund vermuten Biologen, dass der Fötus dadurch auf das vorbereitet wird, was ihn später erwartet. Wie weit der Einfluss der vorgeburtlichen Prägung reicht, untersuchte ein Team um Julie Mennella vom Monell Chemical Senses Center in Philadelphia. Hierzu wurden sechsundvierzig Frauen im letzten Schwangerschaftsdrittel in drei Gruppen aufgegliedert. Gruppe 1 trank während der Schwangerschaft regelmäßig Karottensaft, nicht aber in der Stillzeit. Gruppe 2 machte es genau umgekehrt, und Gruppe 3 trank in der gesamten Zeit nur Wasser. Als die Babys nach etwa sechs Monaten mit Brei zugefüttert wurden, der entweder mit Wasser oder mit Karottensaft zubereitet wurde, zeigten sich die Auswirkungen des Experiments: Diejenigen Kinder, die entweder im Mutterleib oder während der Stillzeit mit dem Geschmack von Karotten Bekanntschaft gemacht hatten, zeigten eine deutliche Vorliebe für den mit Karottensaft zubereiteten Brei. Jenen Kindern, deren Mütter nur Wasser getrunken hatten, war es dagegen gleichgültig, ob der Brei mit Wasser oder mit Karottensaft zubereitet wurde. Die Studie, die auf einem Symposium der American Psychological Society vorgestellt wurde, gilt als erster experimenteller Nachweis für die Geschmacksprägung von Kindern durch die Essgewohnheiten der Mütter während der Schwangerschaft und Stillzeit. »Neugeborene entdecken nicht nur Geschmäcker und Gerüche aus dem Fruchtwasser wieder, sondern sie unterscheiden sie auch und entwickeln lebenslange Vorlieben und Abneigungen«, schreibt Joy Brown und fügt hinzu: »Die zeitige Vertrautheit mit den mütterlichen Ernährungsgewohnheiten legt eine breite Grundlage für die Sozialisierung und kulturelle Einbettung des Kleinkindes.« Die aromatische Prägung funktionierte im Experiment nachweislich über das Karottenaroma hinaus auch mit Knoblauch, Anis, Vanille, Minze, Kreuzkümmel und Blauschimmelkäse.

Laut Julie Mennella liefert dieses Ergebnis zudem ein weiteres Argument für den Wert des Stillens gegenüber Flaschennahrung: Gestillte Kinder sind offener für unterschiedliche Geschmacksrichtungen.

Brust oder Flasche?

»Breastfed at Tiffany's« lautet der Titel eines wissenschaftlichen Artikels, verfasst von Thierry Hennet von der medizinischen Fakultät der Universität Zürich. Anmutig wie ein Frühstück im Abendkleid, wie es die bezaubernde Audrey Hepburn in dem Film *Breakfast at Tiffany's* zelebriert, ist Stillen freilich nicht immer. Jedenfalls nicht gleich. Mal fließt zu viel Milch, mal zu wenig, mal zum falschen Zeitpunkt. Der Optimismus nährt sich allein aus dem Glücks- und Bindungshormon Oxytocin, das während des Stillens massenhaft ausgeschüttet wird. Wer allerdings aussehen will wie Audrey Hepburn, gibt lieber gleich das Fläschchen. Doch halt! Schließlich hat Muttermilch unbestreitbare

Vorteile. In dem Bericht, der im Wissenschaftsmagazin *Trends in Biochemical Sciences* erschienen ist, heißt es: »Stillen verringert die Säuglingssterblichkeit und verhindert Infektionen. Neben den bekannten Faktoren ist vor allem die strukturelle Reichhaltigkeit der Muttermilch und deren flexible Anpassung an die kindlichen Bedürfnisse enorm.« Was aber bedeutet strukturelle Reichhaltigkeit im Detail? Da wären beispielsweise zweihundert verschiedene Zuckermoleküle, das sind etwa viermal so viele wie in Kuhmilch. Die meisten dieser Zuckermoleküle ernähren jedoch nicht den Säugling, sondern dessen Darmflora. Dort gibt es »gute« und »schlechte« Darmbakterien – solche, die das Immunsystem stärken oder schwächen. Im Darm eines Neugeborenen befinden sich bereits wenige Tage nach der Geburt Millionen von Mikroben, nach wenigen Wochen sind es Billionen. »Ein wichtiger Impakt von Muttermilch ist jener, die Ansiedlung von spezifischen Bakteriengruppen zu fördern, die von den unterschiedlichsten Zuckermolekülen genährt werden«, erklärt mir Thierry Hennet in einem Interview für die FAZ.

Das Immunsystem des Säuglings profitiert darüber hinaus von einem weiteren Mechanismus. Kurz nach der Geburt ist die Milch reich an Antikörpern und Molekülen, die das Wachstum von schädlichen Bakterien eindämmen und die Immunantwort des infantilen Immunsystems stärken. 830 000 Todesfälle jährlich könnten weltweit vermieden werden, wenn Neugeborene unmittelbar nach der Geburt gestillt würden, ergab eine Studie der Nichtregierungsorganisation *Save the Children* aus dem Jahr 2013.

Demgegenüber steht ein gigantischer Wirtschaftsmarkt – für Ersatznahrung. 44,8 Milliarden Dollar Umsatz wurden im Jahr 2016 mit Säuglingsnahrung erzielt. Im Jahr 2019 wird einem alarmierenden Bericht der Weltgesundheitsorganisation WHO und der UNICEF zufolge ein Wachstum auf 70,9 Milliarden erwartet.

Für die Hersteller ist Ersatznahrung besonders unter dem Aspekt der frühen Prägung lukrativ. Zugesetzte Aromastoffe bauen eine aromatische Brücke für nachfolgende Produkte des Anbieters. Wichtigster Lockstoff ist das Vanillin. Es findet sich im Milchpulver ebenso wie in Keksen, Frühstücksdrinks und Cerealien, in Pudding, Joghurt, Aufstrich oder Ketchup. Die Krux: Eine einmal erworbene Vorliebe für eine bestimmte Geschmacksrichtung überträgt sich auf weitere damit aromatisierte Lebensmittel. Das Prinzip dahinter nennt sich »Flavour-Flavour-Learning«. Der jeweils neue Geschmack wird hineingeschmuggelt in einen bis dahin sehr geschätzten und gemochten Geschmack. Ein Kind, das Vanillin aus der Ersatzmilch kennt, wird den damit aromatisierten Keks desselben Herstellers mit großer Wahrscheinlichkeit mögen. Und später dessen Müsli oder Ketchup. Eine erfolgreiche Produktbindung hält oft ein Leben lang. Hinzu kommt: Weil Ersatzmilch im Vergleich zur Muttermilch deutlich weniger Aromastoffe enthält, bedeutet das auch, dass der Säugling weniger Aromen aus natürlichen Lebensmitteln kennenlernt.

Kein einziges industrielles Produkt ist auch nur annähernd von vergleichbarer Qualität wie Muttermilch. »Künstliche Säuglingsmilch ist eine extreme

Vereinfachung, da sie lediglich Nährstoffe enthält und keinerlei Schutzfunktion«, fasst Hennet zusammen. Die aggressive Werbung für Säuglingsnahrung sieht er kritisch. Besonders in Entwicklungs- und Schwellenländern greifen Frauen vermehrt auf Fertigprodukte zurück, um ihren Nachwuchs zu ernähren. So führte in Mexiko die massive Werbung für Säuglingsnahrung und die Verteilung von Gratisproben zu einem enormen Anstieg an flaschengefütterten Säuglingen – und gleichzeitig häuften sich Brustkrebserkrankungen und stieg die Säuglingssterblichkeit dramatisch.

Doch was, wenn der Säugling von der Muttermilch allein nicht satt wird? Laut Hennet ist das quasi ausgeschlossen. »Nährstoffe sind immer vorhanden. Muttermilch ist wie maßgeschneidert für die Entwicklung des Kindes.« Die enorme Komplexität an Molekülen sei das Ergebnis eines evolutionären Anpassungsprozesses über Millionen Jahren hinweg. Der hohe Anteil von Omega-3-Fettsäuren beispielsweise unterstützt die Hirnreifung. Das Baby bekommt immer genau den Nährstoffmix, den es gerade braucht, theoretisch sogar über mehrere Jahre, so Hennet. Allerdings entwickle sich bei den meisten Menschen, vor allem bei jenen asiatischer Herkunft, nach zwei bis drei Jahren eine Laktoseintoleranz, gewissermaßen als natürliche Abstillhilfe. Das Kind beginnt, keine Milch mehr zu vertragen, und wendet sich anderen Nahrungsmitteln zu.

Für die Mutter ist Stillen kräftezehrend, vom Zeitaufwand ganz zu schweigen. Für den Säugling ist es in kulinarischer Hinsicht eine Köstlichkeit, denn Muttermilch ist süß und umamireich. Und auch Geschmacksvorlieben werden im wahrsten Sinne mit der

Muttermilch aufgesogen, denn je nachdem, was die Mutter während der Stillzeit isst, verändert sich der Geschmack der Milch.

»Was Kinder bereits mit drei Monaten kennenlernen, akzeptieren sie auch später als wohlschmeckend«, berichtet Mennella. Eine Erkenntnis, die Ansporn für Väter und Großeltern sein sollte, die stillende Mutter in jeder Hinsicht darin zu unterstützen, zumindest die ersten besonders wertvollen Stillwochen durchzuhalten.

9 Wovon Geschmack noch alles bestimmt wird

Der »Cross-Sensory-Effekt«

Die Essensumgebung spielt eine enorme Rolle, wenn wir eine Speise oder ein Getränk geschmacklich bewerten. Es beginnt bei den Miesmuscheln, die wir in einer Strandbude am Atlantik köstlich finden und denen wir zu Hause dennoch wenig abgewinnen können. Und es endet mit dem Hauswein aus dem kleinen, authentischen französischen Restaurant in der Provence, wo wir fantastisch gegessen und Unmengen von eben jenem Wein mit Freunden genossen haben. Zu Hause müssen wir dann aber feststellen, dass die Urlaubsfreude nicht so recht aufkommen will, weil dem Wein etwas fehlt. Dem Wein fehlt freilich nichts, aber vielleicht fehlt ja der Duft vom Jasminstrauch an der Hauswand oder die milde Mittelmeerluft voller Lavendel- und Piniendüfte. Vielleicht fehlen auch die Gespräche, das Gelächter und der kauzige Wirt mit dem Herz am rechten Fleck, der Karaffe um Karaffe von dem tiefroten Tropfen herbeischleppte.

Könnte sogar die wechselnde Farbe des Tageslichts einen Einfluss auf den Geschmack eines Weines haben? Forscher der Gutenberg-Universität in Mainz gingen dieser Frage auf den Grund. Auf einem Weingut nahe Mainz führten sie eine Weinverkostung bei wechselndem Umgebungslicht durch. Verkoster berichteten tatsächlich von unterschiedlichen Geschmackseindrücken. Grünes und weißes Licht hob die fruchtigeren Anteile des Weins hervor. Im roten Licht »schmeckte« derselbe Wein im Schnitt ganze 1,5-mal süßer als im blauen Licht. Unter blauem Licht wurde der Wein wiederum als besser schmeckend beurteilt als unter weißem oder grünem Licht. Wurde der Wein bei rotem Licht verkostet, wirkte er offenbar exklusiver. Die Teilnehmer waren bereit, etwas mehr als einen Euro zusätzlich für den Wein zu bezahlen.

Wenn sich Sinne gegenseitig beeinflussen, kommt der »Cross-Sensory-Effekt« ins Spiel. Informationen aus dem einen Sinneskanal werden einer anderen Sinnesmodalität zur Verfügung gestellt – mit verfälschendem Effekt.

Zum Beispiel Sehen und Schmecken. Was gut aussieht, muss gut schmecken. Ein Instagram-Post von einem hübsch angerichteten Haufen Salatblätter, auf dem wie zufällig kleine Wassertropfen abperlen, die auch noch in der tief stehenden Abendsonne funkeln, und von einer Handvoll glutroter Granatapfelkerne und Walnusskernen getoppt werden, lässt vermutlich Rückschlüsse auf ein sehr gesundes, sehr frisches Abendessen zu. Wie es tatsächlich schmeckt – und ob und wie lange das Bild bearbeitet wurde –, bleibt ein Geheimnis. Ebenfalls ein Geheimnis bleibt, warum wir glauben, dass derselbe Fisch vor einer Kulisse aus Meeresrauschen und Möwengeschrei frischer schmecken soll. Tun wir aber, wie Experimente beweisen. Sogar das Gewicht des Bestecks verfälscht das Geschmacksurteil.

Geschmack setzt sich zusammen aus der Summe von Sinneseindrücken, die aus der Peripherie im Gehirn ankommen und dort unter Zuhilfenahme von Erinnerungen, Erfahrungen, Tagesform und individuellen Vorlieben verarbeitet werden. Zweierlei Vorgänge spielen hierbei eine entscheidende Rolle: Erstens das Bewusstsein über die sinnlichen Vorgänge während des Schmeckens, sprich der Grad der Aufmerksamkeit und Offenheit für sämtliche Sinneseindrücke. Und zweitens das Vermögen, diese Vorgänge in Worte zu fassen. Beides sind keine naturgegebenen Selbstverständlichkeiten, sondern abhängig von Achtsamkeit und Training. Nur, es sagt einem in der Regel ja keiner: Iss aufmerksam, beschreib deine Empfindungen. Und wenn es an der nötigen Aufmerksamkeit fehlt, wenn die Umgebungsgeräusche so laut sind, dass sie das Schmecken im wahrsten Sinne übertönen, oder wenn intensive Raumdüfte die Wahrnehmung stören, dann kommt auch sprachlich nicht viel mehr zustande als »lecker!«, »nicht so lecker« oder »bäh!«. Sehr gut, gut, mittelgut, schlecht, das System erinnert verdächtig an Schulnoten. Nur, Schmecken ist eben gerade *nicht* die Bewertung einer Leistung, sondern ein multisensorisches, höchst individuelles Erlebnis, wenn man so will eine Art Liebeserfahrung mit sich selbst. Einen Geschmack in Worte zu fassen und damit erinnerungswürdig im Gedächtnis abzuspeichern, setzt voraus, dass man ihn mit offenen Sinnen empfängt.

Wie schmeckt eine Birne?
Ein multisensorisches Training

Zunächst fühlen Sie die Schale: Ist sie rau, weich, glatt oder uneben, kühl oder handwarm? Wie fühlt sich die Schale auf der Zunge an: hart oder eher weich? Löst sie sich rasch auf, oder bleibt sie auch nach dem Kauen deutlich spürbar? Wie ist das Fruchtfleisch: saftig, mehlig, hart, weich, kühl, warm? Welche Geschmacksrichtungen erkennen Sie wieder: süß, sauer, würzig, bitter? Spüren Sie die adstingierende Wirkung der Gerbstoffe? Verändert sich der Geschmack von außen nach innen? Wie schmeckt das Innerste der Birne? Welche Aromen hat die Birne? Ist ihr Duft frisch, oder riecht sie je nach Reifegrad bereits dezent nach Alkohol oder doch eher nach Vanille? Woran erinnert Sie der Duft? An eine Wiese, ein Dessert, an Birnenschnaps? Haben Sie auf Ihre Abbiss- und Kaugeräusche geachtet? Sich die Farben der Schale angesehen? Auf die Umgebungsgeräusche gehört oder die Gerüche bemerkt? Wurden Sie bei Ihrem »Experiment« gestört? Wie lange haben Sie gekaut? Alexander Lucas, Conférence, Williams Christ, Kaiser Alexander, Blutbirne, Römische Schmalzbirne oder Gute Luise: Was löst die Sortenbezeichnung in Ihnen aus? Beeinflusst sie Ihre Geschmackserwartung? Wie müsste die ideale Birne für Ihren Geschmack beschaffen sein?

Die wissenschaftliche Erforschung des komplexen menschlichen Geschmackssystems findet unter dem zentralen Begriff »Neurogastronomie« statt. Der amerikanische Neurobiologe Gordon M. Shepherd spricht vom »einmaligen Gehirn-Geschmacks-System«. Es ist mit sämtlichen Sinnen eng vernetzt und mit den neuronalen Netzwerken für Emotionen, Erinnerung, Bewusstsein, Sprache und Motivation verknüpft. Damit ist es eines der am besten vernetzten Systeme des Gehirns. Und noch mal: Geschmack und Essverhalten können von jedem Einzelnen dieser neuronalen Netzwerke jederzeit beeinflusst werden. »Unsere Sinne sind weniger unabhängig voneinander, als wir denken. Wenn sich ändert, was ich höre, ändert sich, was ich schmecke. Wenn sich ändert, was ich rieche, ändert sich, was ich fühle.«, so der Psychologe Charles Spence. Nicht nur Musik kann effektiv ins Geschmackserleben eingreifen. Sogar die eigenen Kaugeräusche spielen eine Rolle. Stellen Sie sich vor, Sie tragen Kopfhörer und knabbern Chips. Über die Kopfhörer hören Sie Ihre eigenen Kaugeräusche. Mal sind die Töne höher, mal niedriger. Wie klingen frische Chips? Hoch oder tief? Als man Versuchspersonen das gleiche Experiment durchführen ließ, wurden die Geräusche unwissentlich manipuliert. Und prompt traten wiederholt Fehleinschätzungen auf. Hohe Abbiss-Geräusche verbinden wir automatisch mit frischeren Chips. Der Kanal »Hören« verzerrt das Urteil »Schmecken«.

Jedoch, warum soll ausgerechnet das Hören der Schlüssel zum Schmecken sein? Ganz einfach: Frische Früchte sind prall mit Feuchtigkeit gefüllt. Beim Abbiss entsteht ein heller, knackiger Ton. Das ändert sich, wenn die Früchte durch Lagerung Feuchtigkeit verlieren. Dann klingt der Abbiss tiefer und dumpfer.

Auch visuelle Reize bestimmen, ob wir eine Speise genießen und ob wir dem Impuls nachgeben, mehr zu essen, als uns lieb ist. Ein scheinbar banaler Trick, nämlich ein rot eingefärbter Kartoffelchip, kann den Impuls bremsen, eine ganze Packung Chips auf einmal zu essen. Brian Wansink legte die roten Chips in eine Packung herkömmlicher Pringles-Chips und erreichte damit, dass nicht einmal halb so viele Chips gegessen wurden wie im Normalfall. Rot ist die Farbe von Stoppschildern, von Feuerlöschern, Fliegenpilzen und Warnhinweisen. Bewusst oder unbewusst reagieren wir auf diese Farbe alarmiert, das Kontrollzentrum in unserem Gehirn wird aktiv, wir müssen eine Entscheidung treffen: Nützt es oder schadet es uns? Dürfen wir das oder dürfen wir das nicht? Der Impuls, eine Handlung zu stoppen, ist beim Anblick roter Gegenstände größer als bei anderen Farben.

Wenn akustische, visuelle, haptische oder olfaktorische Reize die Wahrnehmung gleichermaßen ansprechen, dann nennt man das auch Multisensorik. Multisensorik ist wiederum ein Themenfeld der Lebensmittelsensorik. Bevor neue Produkte auf den Markt gelangen, werden sie regelrecht frisiert wie eine Vespa, von der man sich erhofft, dass sie hierdurch ein paar PS mehr auf die Straße bringt. Denn Geschmack ist manipulierbar. Das ist prinzipiell großartig, solange die Karten offenliegen. Nun ist Lebensmittelsensorik aber nicht gerade das Fachgebiet des Durchschnittskunden im Supermarkt. Der geht nach recht einfachen Prinzipien vor. Ich habe Hunger, mein Kühlschrank ist leer, also gehe ich einkaufen. Will ich Kalorien sparen, kaufe ich was Fettreduziertes, will ich weniger Zucker, packe ich Lightprodukte in den Wagen, soll es was Gesundes sein, greife ich zur grünen Verpackung mit

Bio-Label. Wenn wir beim Einkaufen Prinzipien über Bord werden, muss das nichts Schlimmes sein, solange wir den Körper entscheiden lassen, was gut für ihn ist. Aufgabe des Lebensmittelmarketings ist es allerdings, dieser Entscheidung zuvorzukommen. Sprich, die Sinne auf ein Bedürfnis einzuschwingen, *bevor* der Kunde davon überhaupt Kenntnis nimmt.

Nehmen wir den Backshop am Eingang des Supermarktes. Der Geruch des frischen, ofenwarmen Gebäcks regt den Appetit an und verlangsamt das Schritttempo. Wer derart eingestimmt durch den Supermarkt schlendert, kauft höchstwahrscheinlich mehr als beabsichtigt. Doch nicht allein der Backshop wirkt verkaufsfördernd. Eine Dokumentation der ARD, die im November 2016 ausgestrahlt wurde, filmte Kunden eines Hamburger Supermarktes am Gewürzregal mit versteckter Kamera. Was die Kunden nicht wussten: Am Regal war ein Duftspender installiert, der einen Curryduft freisetzte. Curry ist ein beliebter, appetitanregender Duft. Zutaten wie Paprika, Kreuzkümmel, Kardamom, Koriander, Piment und Zimt riechen exotisch und versprechen einen eiweißreichen Umami-Snack. Die Reaktion der Supermarktkunden ließ nicht lange auf sich warten. Während ohne Beduftung fast alle an dem Regal vorbeiliefen, hielten sie mit Beduftung inne und nahmen einzelne Gewürze in die Hand. Eine Kundin berichtete, der Duft habe sie auf die spontane Idee gebracht, am Abend ein Fleischgericht kochen zu wollen, weshalb sie schnurstracks vom Gewürzregal zur Fleischtheke weitermarschierte.

Neben Farbe und Geruch steuert auch die Haptik,

also das, was wir ertasten, unser Verhalten – und unsere Geschmackswahrnehmung. Ein Joghurt schmeckt gehaltvoller, wenn er aus einem dickwandigen Becher gelöffelt wird, und Pralinen süßer, wenn sie eine runde Form haben statt einer eckigen. In beiden Fällen beeinflusst die Haptik das Sättigungsgefühl in einem positiven Sinne. Das ist allerdings nicht immer beabsichtigt. Schließlich schlagen Unternehmen Profit daraus, wenn wir möglichst viel von ihren Produkten konsumieren. Nur: Eine Verpackung, die Leichtigkeit suggeriert, verharmlost möglicherweise den Kaloriengehalt ihres Inhalts. Denn leichte Pappkartons und luftige Vakuumverpackungen werden intuitiv mit kalorienarmen Zutaten assoziiert. Oder genau das Gegenteil ist der Fall – um höhere Preise zu erzielen, wird das Augenmerk auf die Verpackung gelenkt. Würden Sie Rocher-Pralinen kaufen, die nicht in goldener Folie sind, sondern in einem grauen Pappkarton herumkullern? Als Geschenk sicherlich nicht, denn Eindruck lässt sich mit einer unspektakulären Verpackung kaum schinden.

Der menschliche Körper ist mit feinen Detektoren übersät, die auf die Umwelt reagieren und unablässig Signale senden. Im Gehirn laufen all diese Signale zusammen, werden gebündelt, bewertet und veranlassen eine Entscheidung. Unter Zeitdruck, Stress oder abgelenkt durch Textnachrichten, leidet die Fähigkeit, kluge Entscheidungen zu treffen. Aber das wissen wir ja alle.

Multisensorik to go: Wie Sie die Tricks des sensorischen Marketings zu Hause anwenden

Für einen süßen Eindruck, trotz weniger Zucker: runde Formen, kräftige Farben, rote Farbe, Kontraste wie z. B. Erdbeermouse auf weißem Teller, hohe Töne, Popmusik, schmelzende Haptik, cremiges Mundgefühl, Aromen von Kakao, Vanille und Zimt. Zimmertemperatur, Wärme.

Für stärker empfundene Würzigkeit: eckige Formen, z. B. Schiefertafel statt Teller benutzen, schweres Besteck, dunklere Farben, tiefere Töne, »kantige« Musik, Schärfe, knuspriges Mundgefühl, Aromen von Curry, Rauch, Speck, Wacholder, Rosmarin, Thymian, Naturmaterialen, Holz und Stein, hohe Temperatur.

Für die Verstärkung von fettig und gehaltvoll (trotz fettarmer Zutaten): dickwandige Gefäße, z. B. Joghurt raus aus dem Plastikbecher in eine dickwandige Schüssel füllen, schweres Besteck, weißer Porzellanlöffel, cremiges Mundgefühl, z. B. durch Aufschäumen (Milch mit einem Fettgehalt von 0,8 % von Berchtesgadener Land schäumt mit dem Pürierstab gemixt beinahe so gut wie pures Eiweiß). Aromen von Speck, Butter, Sahne, eher dunkle Farben und wärmende Materialen zur Tischdekoration. Weiß, Beige, Tonfarben, auch kräftige dunkle Farben.

Intensivierung von Salzig: Blaues Geschirr (wird unbewusst mit salzigem Meerwasser assoziiert), raue Oberflächen, kristalline Formen, maritime Tischdekoration, Meeresrauschen, glatte Flächen, dünnwandiges Porzellan, dünn Geschnittenes (z. B. Käse, Schinken), Silbergeschirr, Raucharoma, Speckaroma, niedrige Temperatur, gekühlt (Schinken, Käse und Oliven schmecken salziger, wenn sie direkt aus dem Kühlschrank kommen).

Verstärkung von Sauer: hohe, klirrende Töne, Gefäße aus Glas, eckige und spitze Formen, Kohlensäure, geleeartige Konsistenz, intensives Gelb, Limettengrün, schnelle, spritzige Musik, Zitrusaromen, auch Apfel-, Kiwi- und Johannisbeeraroma, nicht zu kalt, eher bei Zimmertemperatur genießen.

Für Knuspereffekt: knisternde Verpackung (z. B. Kekse und Chips in Papierbackförmchen servieren), raue Oberflächen, hohe Töne, metallische Farben, helle Farben, laute Musik, Schärfe, Karamellsplitter.

Für verstärkte Farbeffekte: auf Kontraste achten, z. B. Rührei nie auf gelbem Teller, sondern auf weißem oder blauem; Cocktailtomaten auf Rucola intensivieren das Grün im Salat, kurz gekochter und damit intensiv grüner Brokkoli lässt Lachs rosiger aussehen. Weißen Fisch mit dunklem Geschirr kontrastieren oder mit dunklen Elementen aufhellen, z. B. mit fein gehackten dunkelgrünen Kräutern und grob zerstoßenem schwarzem Pfeffer.

10 Die Zunge als Nährstoffdetektiv

Woher wir wissen, was wir essen müssen

Trächtige Kühe suchen instinktiv und gezielt protein-reiche Gräser und Klee. Die Frage ist allerdings: Woher weiß das Tier, dass es a) Nachwuchs bekommt, b) deswegen einen erhöhten Proteinbedarf hat und c), welche Gräser einen hohen Proteingehalt haben?

Die Antwort ist einfach: Der Gaumen folgt natürlichen Bedürfnissen. Dass Geschmack und körperliche Bedürfnisse untrennbar miteinander verknüpft sind, gilt für Tiere genauso wie für uns Menschen. Die Zunge wehrt nicht nur vermeintlich Ungenießbares ab, sie hilft auch die für uns vermeintlich besten Nährstoffe aufzuspüren. Hiervon gibt es zwei Klassen: Makronährstoffe und Mikronährstoffe. Beide sind essenziell, das heißt lebensnotwendig. Ein Makronährstoff ist per Definition (Breslin) eine metabolisch aktive Substanz, die in großen Mengen aufgenommen werden muss, um das Wachstum und die Gesundheit aufrechtzuerhalten.

Makronährstoffe, das sind Kohlenhydrate, Fette und Eiweiße. Sie sind unsere wichtigsten Energielieferanten. Allein unser Immunsystem beansprucht circa zwanzig Prozent des täglichen Energiebedarfs, zusätzlich zu den vom Gehirn beanspruchten zwanzig bis fünfundzwanzig Prozent und der durch körperliche Tätigkeiten beanspruchten Energie. Es liegt nahe, dass sich unsere Nahrungssuche bewusst und unbewusst auf den erwarteten Energievorteil konzentriert. Echter Hunger (nach mehrstündiger Nahrungsabstinenz) entsteht durch ein Defizit an Makronährstoffen.

Wir haben gelernt, dieses Defizit möglichst schnell und unkompliziert zu beseitigen, notfalls sogar mitten in der Nacht mit einem gezielten Griff in den Kühlschrank. Eis, Nutella, Pudding – für die Zunge ist das darin enthaltene Mischungsverhältnis aus Zucker und Fett hoch attraktiv. »Alles was uns eine Extraportion Energie in Form von Zucker und Fett zur Verfügung stellt, aktiviert unser körpereigenes Belohnungssystem. Wir werden satt und zufrieden«, erklärt die Biochemikerin Petra Schling von der Universität Heidelberg im Interview. Allerdings, und jetzt kommt der berühmte Haken, nehmen wir mit unserer sogenannten westlichen Ernährung, basierend auf Fertigmahlzeiten, Fleisch, Wurst und Backwaren, weitaus mehr Makronährstoffe auf, als nötig wäre. Und es sind nicht immer die üblichen verdächtigen Übeltäter wie zum Beispiel Cola, die für einen Nährstoffüberschuss verantwortlich sind. Vollmilch hat verglichen mit derselben Menge Cola mehr Kalorien, was an deren Fettgehalt liegt. Dass jener zu Buche schlägt, wird bei der vermeintlich gesunden Alternative zu Softdrinks oft übersehen. Milch ist kein Getränk, sondern eine Mahlzeit, besonders, wenn es sich um ein mit Zucker und Kakaopulver angereichertes Mixgetränk handelt. Nährstoffüberschuss bedeutet, dass die Reserven irgendwann auch wieder abgebaut werden sollten. Wer sich körperlich viel bewegt, ist da eindeutig im Vorteil. Wer mit dem Bus ins Büro oder in die Schule pendelt und zwei Drittel seines Tages mehr oder weniger im Sitzen verbringt, hat dagegen früher oder später ein Problem. Dass der Körper überschüssige Makronährstoffe vorausschauend in Speicherfett umwandelt, ist prinzipiell klug. Es gibt immer mal wieder Zeiten, in denen wir mehr Energie verbrauchen, als wir aufnehmen. Während das Immunsystem mit einer Grippe kämpft, beispielsweise, oder bei großer körperlicher Anstrengung, oder bei einer Diät. Jede Diät verbessert de facto die Fähigkeit des Körpers, Energie zu speichern. Für den, der Diät hält, ist das enorm kontraproduktiv, weil nach wiederholten Diätversuchen der Körper immer besser darauf trainiert ist, den Stoffwechsel und damit die Fettverbrennung zu verlangsamen und Fette besser zu speichern. Der Körper unterscheidet nämlich nicht zwischen einer echten Hungerperiode oder einer selbst auferlegten. In beiden Fällen muss er die Grundversorgung mit Energie sicherstellen – notfalls über Wochen und Monate. Dass dabei zügig Gewicht verloren geht, ist zumindest aus evolutionärer Sicht unvorteilhaft. Je länger die Fettreserven erhalten bleiben, umso besser.

Wo Schmalhans Küchenmeister ist, muss der Körper eben mit einigen Tricks zur Energieerhaltung nachhelfen. Dass der Stoffwechsel heruntergefahren wird, ist nur einer dieser Tricks, ein anderer ist, dass die Sensibilität für Fettiges, Süßes und Würziges steigt, die Energieaufnahme, -umwandlung und -speicherung verbessert wird. Und zwar nicht nur bei den Betroffenen, sondern bei deren Nachkommen gleich mit. Hunger verändert die Gene. Die durch äußere Umstände hervorgerufenen epigenetischen Vorgänge nehmen Einfluss auf den Stoffwechsel der eigenen Kinder und Enkel. Haben Eltern und Großeltern Hunger gelitten, kann das durchaus eine Rolle spielen für das Übergewicht der Nachfahren.

Die Ärztin Tessa Roseboom war auf einen möglichen Zusammenhang gestoßen, als sie Geburtsregister der Universitätsklinik Amsterdam aus dem Jahr 1944 studierte. Das Jahr ging als sogenannter holländischer Hungerwinter in die Geschichte ein. Die Forscherin konnte rund neunhundert »Hungerkinder« von damals ausfindig machen. Etliche von ihnen litten an ernährungsbedingten Krankheiten wie Diabetes und Übergewicht, sowie Herz-Kreislauf-Erkrankungen. »Die Hungersnot hat bei einigen Genen wahrscheinlich den Schalter umgelegt«, sagt Tessa Roseboom. In mageren Zeiten bietet ein auf Sparflamme eingestellter Organismus bessere Überlebenschancen. Ein Vorteil, der sich in Zeiten des Überflusses in einen Nachteil wandelte. Der Organismus der Nachfahren kam mit der reichlichen Nahrung nicht zurecht. Doch damit nicht genug, Frauen, die damals mit besonders niedrigem Geburtsgewicht geboren waren, brachten ebenfalls Kinder mit geringem Gewicht zur Welt – obwohl es längst wieder genug zu essen gab. Und auch diese Kinder, Enkel der Kriegsgeneration litten noch unter dem Krankheitsrisiko. Der eigene Lebenswandel, nicht nur der der Mütter, auch jener der Väter, wirkt sich generationsübergreifend aus. Im Umkehrschluss bedeutet das: »Wenn sich Frauen während der Schwangerschaft gesund ernähren, können sie die Gesundheit ihrer Nachkommen tatsächlich verbessern«, schließt Tessa Roseboom.

Gesund, das heißt vor allem ausgewogen und auf der Basis von natürlichen Lebensmitteln.

Es sei noch erwähnt, dass anders als bei einer klassischen Diät, beim *Fasten* Stoffwechselprozesse *angekurbelt* werden (auch bei der gemäßigten 8:16 Variante mit nächtlichen Essenspausen von sechzehn Stunden). Beispielsweise werden natürliche Detox-Programme in Gang gesetzt und Zellerneuerungsprozesse ausgelöst, mit positiven Effekten auf die Gesundheit. Um langfristig von den positiven gesundheitlichen Effekten der Ernährung zu profitieren, führt allerdings kein Weg an einer grundlegenden Ernährungsumstellung vorbei. Und die beginnt im Kopf: »Hauptsache was im Bauch!« Wer sich bei diesem Gedanken ertappt, sei gewarnt. Wir sind Lebewesen und keine Flugzeuge, die man mit Treibstoff auftankt und auf den nächsten Umlauf schickt. Mangelernährung trotz hohen Kalorienkonsums ist nämlich keine Seltenheit. Da ist zum Beispiel die Unterversorgung mit Mikronährstoffen, sprich Vitaminen, Mineralien und Spurenelementen. Mit der Ausnahme von Natrium (und Kalzium) wird nach derzeitigem Forschungsstand kein Mikronährstoff von den Geschmackszellen auf der Zunge erkannt. Unser Überleben sicherte vermutlich ein über Millionen von Jahren perfektioniertes metabolisches Feedbacksystem, das uns beispielsweise lehrte, dass süße Früchte die Vitamine C und A sowie zahlreiche Co-Enzyme enthalten, eiweißhaltige Nüsse und Hülsenfrüchte dagegen reich an Mineralien und Vitamin E sind, dass Fleisch und Gemüse die Quelle von Eisen und B-Vitaminen, Fisch und Algen die Quelle von Jod sind.

Sollten Sie Appetit auf einen Apfel haben, essen Sie einen, und zwar einen echten und keine mit Apfelaroma versetzten Süßigkeiten. Der Appetit ist nämlich die Tachonadel unserer kulinarischen Intuition, schlägt sie aus, könnte sie von einem Defizit an Mikronährstoffen angetrieben sein. Allerdings gelangt diese Tachonadel immer wieder in das Magnetfeld der Werbung.

Was dann passiert, geschieht nicht etwa, weil wir dumme Konsumenten sind, sondern weil unser Körper und unser Geschmackssystem klug ausgetrickst werden. Die Lust auf saure Süßigkeiten kann unbewusst von einem Bedürfnis nach Vitamin C angetrieben sein. Gekühlte Softdrinks können unbemerkt an die Frische eines Apfels oder einer Zitrusfrucht erinnern. Wenn man weiß, dass der Appetit auf Saures oder Spritziges von dem körpereigenen Bedürfnis auf Vitamine und Mineralstoffe herrührt, kann man bewusst gegensteuern und zwischendurch anstelle einer Fanta auch mal etwas Obst in die Hand nehmen und den Durst dazu mit Wasser stillen. Dasselbe gilt für den Appetit auf etwas Würziges, der, wie wir gelernt haben von einem Eiweißbedarf herrührt.

Der Eiweiß verkündende Umami-Geschmack wird von den Geschmacksknospen mit Freudensprüngen empfangen, auch, wenn er in Form von Mononatriumglutamat oder Hefeextrakt an Kartoffelchips, Erdnussflips, Brezeln oder Salzstangen haftet, die allesamt keine oder nur wenige Eiweiße enthalten, dafür Kohlenhydrate und Fette.

Wie stehts eigentlich mit den beliebten Eiweiß-shakes mit zugesetzten Vitaminen? »Den Eiweißbedarf kann man auch durch normale Ernährung decken«, sagt Christiana Gerbracht vom Deutschen Institut für Ernährungsforschung (DIfE) in Potsdam. »Sorgfältig ausgewählte Lebensmittel und bewusstes Essen sind viel besser als Shakes und Vitaminpräparate.« Wenn überhaupt, gibt es nur in Ausnahmefällen Gründe, Vitamine und Mineralien zu ergänzen.

Zugesetzte synthetische Vitamine in Lebensmitteln ähneln in ihrer Funktion Photoshop. Offensichtliche Mängel (hohe Anteile an Zucker, Salz und gehärteten Fetten) werden mit der Vitaminwerbung kaschiert, bis das Produkt für den Endverbraucher unwiderstehlich attraktiv erscheint – und ihm möglichst viel Geld aus der Tasche lockt. »Gesunde Extras« sind in erster Linie ein Verkaufsargument. 1,12 Milliarden Euro wurden im Jahr 2016 mit Nahrungsergänzungsmitteln erwirtschaftet, berechnete das Marktforschungsinstitut IMS Health für das Handelsblatt. Nicht nur aus Kostengründen ist bei dem Hinweis »mit zugesetzten Vitaminen« Skepsis angebracht. Im Jahr 2016 untersuchte die Verbraucherschutzorganisation Foodwatch 214 Produkte, von »Ferdi Fuchs Mini Leberwurst« über »Hohes C Frühstückssaft«, »Deli Reform-Margarine« und »Kellogg's Toppas« bis zu »Innocent Super Smoothie«. Das Fazit: Lebensmittel, die damit werben, eine Extraportion Vitamine zu enthalten, sind in der Regel vor allem eines – ungesund.

Dass Nahrungsergänzungsmittel regelrecht kontraproduktiv sein können, entdeckten Wissenschaftler der Friedrich-Schiller-Universität in Jena, als sie männlichen Sportlern Vitaminpillen verabreichten. Bei denen, die über einen Monat hinweg antioxidative Nahrungszusätze erhielten, verbesserten sich weder die Blutzuckerregulation noch andere Gesundheitsindikatoren. Sportler der Vergleichsgruppe hingegen, die zwar trainiert, aber keine Antioxidanzien bekommen hatten, zeigten solche Verbesserungen. Nahrungsergänzungsmittel, die sich gegen oxidativen Stress richten, scheinen somit die gesundheitsfördernde Wirkung des Sports eher zunichtezumachen. Viele Ernährungswissenschaftler halten Nahrungsergänzungen daher schlichtweg für überflüssig oder gar schädlich.

Ganz anders steht es mit natürlichen Vitaminen, Mineralien und Eiweißen. Die gibt es reichlich in frischem Obst und Gemüse (Brokkoli ist übrigens eine der eiweißreichsten Gemüsesorten) oder aus der Tiefkühltruhe. Tiefkühlgemüse wird direkt nach der Ernte blanchiert und auf Temperaturen von minus 30 bis 50 Grad schockgefrostet. Dadurch werden enzymatische Abbauprozesse unterbrochen; Zellstrukturen und wertvolle Inhaltsstoffe bleiben erhalten. Weitere Vorteile: Gefrorenes ist lange haltbar, immer verfügbar und gut zu portionieren, und es enthält neben Mikronährstoffen auch gleich noch ein paar Makronährstoffe. Mein Lieblingsgemüse aus der Truhe sind Erbsen. Die eiweißreichen Umami-Bömbchen enthalten nicht nur viele Vitamine, sie sind schnell gekocht und passen mit etwas Sahne, geschmorten Zwiebeln, Estragon und Parmesan gut zu Gnocchi oder Pasta.

Gutes Fett

Wer abnehmen will, muss auf Fett verzichten – so dachte ich damals. Als ich vor Jahren mit Freundinnen in Florida einen Urlaub verbrachte, hatten wir die fixe Idee, dass wir, ohne zu hungern, innerhalb weniger Tage zur Bikinifigur kämen, wenn wir nur fettfreie Lebensmittel einkaufen. Was erstaunlich gut klappte – ich meine das Einkaufen. Es war überhaupt nicht schwer, in den Supermarktregalen fanden wir jede Menge fettfreie Produkte, unter anderem fettfreie Milch, fettfreies Brot und zu unserem Entzücken sogar fettfreie Leberwurst. Ich schreibe das hier nicht auf, weil sich ernsthaft behaupten lässt, dass man mit fettfreien Sachen aus dem Supermarkt schlanker wird, sondern weil ich sagen will, dass es noch vor nicht allzu langer Zeit einen gigantischen Markt für fettfreie und fettreduzierte Produkte gab, der nicht nur auf die Wunschfigur zielte, sondern vor allem auf Panikmache baute.

Keinem anderen Makronährstoff wurde in den letzten Jahrzehnten in dem Maße unrecht getan wie dem Nährstoff Fett. In den 1950er-Jahren vermuteten amerikanische Forscher, dass fettreiche Nahrung zu erhöhten Cholesterinwerten führt. Die in den USA beobachtete Zunahme von Herzkrankheiten wurde folglich auf tierische, gesättigte Fette zurückgeführt, die mutmaßlich die Blutfettwerte erhöhen und damit Herzkrankheiten verursachen sollten. Eine regelrechte Fett-Phobie brach aus und beherrschte sämtliche Ernährungsdebatten. Niemand, der halbwegs bei Verstand und Sinnen war, wagte das sonntägliche Frühstücksei auch an Wochentagen zu essen: zu groß war die Frucht vor »bösem« Cholesterin. Eine Ernährung mit wenig Fett galt jahrzehntelang als A und O eines gesunden Lebens.

Nicht alle teilten allerdings diese Ansicht. Der britische Ernährungsforscher Michael Yudkin bezweifelte diese Argumentation bereits 1957, da ein Zusammenhang durch Studien nicht belegt werden konnte. Für Yudkin gab es einen anderen Hauptverdächtigen: Zucker. Doch die Vorurteile hielten sich hartnäckig und wurden weiterverbreitet. Flammende Unterstützerin der Anti-Fett-Kampagne war die Zuckerindustrie. Sie bezahlte in den 60er-Jahren Wissenschaftler, um durch fingierte Studien den Verdacht von Zucker als Auslöser koronarer Krankheiten gezielt auf tierische Fette zu lenken. Die Kampagne der Zuckerindustrie war so erfolgreich, dass sogar die US-Regierung auf den Propaganda-Zug sprang und ihre Bürger in den 1970er-Jahren vor dem Verzehr gesättigter Fette warnte. Fett, zumal tierisches Fett, wanderte fortan in den Ausguss, Fettaugen auf Suppen waren verpönt, Butter wurde durch Margarine ersetzt und die Fettränder sorgfältig vom Fleisch getrennt, bevor es in die Pfanne wanderte. Hersteller von Teflon-Pfannen priesen die fettsparende Zubereitung von Gebratenem. Leberwurst und Vollmilch waren von einem Tag auf den anderen fettfrei und damit vermeintlich gesund.

Dummerweise bedeutet fettfrei aber nicht kalorienfrei. Unser »Strandfigur-Experiment« mit dem radikalen Fett-Verzicht war somit von vornherein zum Scheitern verurteilt. Was an die Stelle von natürlichem Fett rückte (z. B. Fruktose-Glukosesirup), war nämlich kalorienreich und zudem regelrecht gesundheitsschädigend. Mittlerweile gilt es als erwiesen, dass vor allem Fruktose-Glukosesirup, Kohlenhydrate und industriell gehärtete Pflanzenfette (Transfette) für den Anstieg koronarer Beschwerden verantwortlich sind. Der 2012 verstorbene Michael Yudkin hatte also recht. Nicht nur er und seine wissenschaftliche Arbeit wurden posthum rehabilitiert, sondern auch Schmalz, Butter, Sahne und Eier!

Letztere – die Eier – ringen noch heute mit den Folgen der flächendeckenden Fettverdammnis. Vor allem die Dotter nährt das schlechte Gewissen. Dabei fanden US-Forscher im Jahr 2016 überraschend Hinweise dafür, dass ein Ei pro Tag das Risiko für einen Schlaganfall sogar reduzieren kann. Chinesische Ernährungswissenschaftler kamen in einer im Jahr 2018 ausgewerteten Langzeitstudie mit einer halben Million Teilnehmern zu dem gleichen Ergebnis: Selbst wer täglich ein Ei isst, erhöht sein Risiko für Herzkrankheiten nicht. Im Gegenteil, die Eieresser hatten sogar ein um achtzehn Prozent verringertes Risiko für Herz-Kreislauf-Erkrankungen und sie erlitten seltener einen Schlaganfall, für den das Risiko sogar um achtundzwanzig Prozent sank. Und wer abnehmen will, ist mit einem Ei zum Frühstück besser beraten als mit Fruktosesirup oder gezuckerten Frühstücksflocken, rät die US-amerikanische Forscherin Jillon S. Vander Wal. Das Ei sättigt aufgrund seines Gehaltes an Fett und Proteinen länger als Kohlenhydrate. Die meisten Argumente gegen das Ei sind also haltlos. Und außerdem gehört Fett zu einer vollständigen Mahlzeit. Nicht nur, weil Fett ein hervorragender Geschmacksträger ist und

Aromen ihn heiß lieben. Auch Vitamine reagieren äußerst anhänglich, wenn ein Fettmolekül im Raum steht. Betacarotin, auch als Provitamin A bekannt, wie es reichlich in Möhren, Paprika, Aprikosen und Eiern von frei laufenden Hühnern vorkommt, ist ohne einen fettigen Begleiter geradezu verloren und wird vom Körper unverwertet ausgeschieden. Umgekehrt macht Fett die Produktion von Vitamin A erst möglich. Und dieses Vitamin gilt als wirkungsvolles Antioxidans. Freie Radikale bekämpft es wie Wasser das Feuer. Zahlreiche Studien belegen, dass Lebensmittel, die reich an Betacarotinoiden sind, das Risiko senken können, einen Herzanfall zu erleiden. Das fettlösliche Vitamin A ist wiederum wichtig für die Bildung der Magenschleimhaut, die die Magenwände vor den sauren Magensäften schützt.

Auch die Vitamine K, E und D sind fettlöslich. Weshalb es wenig plausibel erscheint, auf fettfreie Lebensmittel zurückzugreifen, die in der Natur als solche gar nicht existieren. Fett hilft zudem bei der Proteinverdauung, unsere Zellen sind auf Fetten aufgebaut, unser Hirn braucht Fett. Die Hormone werden über Fette gesteuert, und selbst unser Immunsystem ist ohne Fett nicht funktionsfähig. Die Rede ist dabei vor allem von Omega-3- und Omega-6-Fettsäuren. Während Omega-6-Fettsäuren dabei helfen, Schadstoffe zu vernichten und abwehrstärkende Entzündungsreaktionen auszulösen, wirken Omega-3-Fettsäuren entzündungshemmend. Sie gelten als besonders gesund für Herz und Blutgefäße und tragen dazu bei, das Risiko für Herz-Kreislauf-Erkrankungen zu senken. Muttermilch enthält von Natur aus hohe Mengen an Omega-3-Fettsäuren, die essenziell für den Aufbau des wachsenden Gehirns sind. Kuhmilch, Eier und Fleisch enthalten dann Omega-3-Fettsäuren, wenn die Tiere zuvor auf Weiden gestanden haben und reichlich Gelegenheit hatten, Gräser zu fressen. Die chemisch eng verwandten und vor allem in rotem Fleisch und Milchprodukten vorkommenden Omega-6-Fettsäuren sind nur dann gesundheitsfördernd, wenn sie im richtigen Verhältnis zu Omega-3-Fettsäuren aufgenommen werden. Ernährungsexperten empfehlen ein Verhältnis von 3:1, maximal 5:1, ein Verhältnis, das in der Realität kaum einzuhalten ist. Es sei denn, man sattelt um auf die von den meisten Ernährungsexperten empfohlene Mittelmeerkost mit einem hohen Anteil an frischem Gemüse, Olivenöl und Fisch. Die typisch westliche Ernährung mit ihrem Überangebot an rotem Fleisch, Getreideprodukten und Pflanzenfetten aus Soja, Sonnenblumen- oder Maiskeimöl liefert überwältigend viele Omega-6 Fettsäuren. In Europa sind Verhältnisse von 20:1 und mehr nicht ungewöhnlich. Da Omega-6-Fettsäuren Entzündungsprozesse fördern, stehen sie in Verdacht, rheumatische Erkrankungen und Gicht ungünstig zu beeinflussen. Leider enthält das hocherhitzbare und daher zum Braten häufig empfohlene Sonnenblumenöl fast ausschließlich Omega-6-Fettsäuren. Besser geeignet sind zum Braten raffiniertes Rapsöl und Olivenöl oder gesättigte Fette, wie Butterschmalz.

Reich an gesunden Omega-3-Fettsäuren sind Meeresalgen, Kaltwasserfische und Meeresfrüchte. Außerdem sind Leinöl, Rapsöl, Hanföl, grüne Blattgemüse, zahlreiche Kräuter, Wildpflanzen und Pilze, Walnüsse,

Leinsamen und Avocados gute Quellen für Omega-3-Fettsäuren. Es ist sicher kein Zufall, dass sich eine Gruppe der fittesten und langlebigsten Menschen auf Erden – die Hundertjährigen auf Sardinien – auf der Basis von kalt gepressten Ölen, fettreichem Fisch, Käse mit natürlich hohem Fettgehalt von Weideschafen und fetttriefendem Mandelgebäck ernähren. Die Mittelmeerdiät empfiehlt neben gesundem Obst und Gemüse löffelweise Olivenöl und fetthaltige Fische wie Makrelen und Sardinen – freilich bei vollständigem Verzicht auf industrielle Transfette in Backwaren, Palmfett und Fast Food, und eingeschränktem Pizzaverzehr versteht sich.

Fazit: Im richtigen Maß ist Fett ein wertvoller Nährstoff. Das Thema Fett ist ein schönes Beispiel, das wieder einmal verdeutlicht, wie wichtig es ist, auf den Körper und seine Bedürfnisse zu hören, anstatt radikalen Sichtweisen und Verzichtsforderungen blindlings zu folgen.

Folgende Fettquellen sollten Sie …

… regelmäßig verwenden	… eingeschränkt verzehren	… meiden
Kaltgepresste Pflanzenöle wie Olivenöl, Leinöl, Rapsöl, Fischöl, Avocados, Walnüsse, Mandeln, Saaten, Kerne, Meeresalgen	Sonnenblumenöl (hoher Anteil an entzündungsfördernder Omega-6-Säure), Kokosfett, Margarine, Palmfett, verarbeitete Milchprodukte, Butter, Sahne, Wurstwaren, Speck	Transfette, (z. T. gehärtete Pflanzenfette) hoch erhitzte mehrfach ungesättigte Fette, Mono- und Diglyceride

Der Protein-Hebel-Effekt

Sie sind hungrig und stehen vor dem Regal mit Tortilla-Chips. Der Gedanke an den würzigen Geschmack lässt das Wasser in Ihrem Mund zusammenlaufen. Ihre Nase »riecht« bereits das Aroma, obwohl die Tüte noch gar nicht geöffnet ist. Die Umami-Rezeptoren schlagen Alarm wie kleine Kinder in der Spielzeugabteilung, sie wollen einfach alles mitnehmen, was sie zu fassen kriegen. Was Sie nicht ahnen: In Wahrheit könnte es sich bei Ihrem Heißhunger um Fleischhunger handeln. Fleisch ist der ultimative Eiweißlieferant. Es enthält Aminosäuren, sprich Proteine, die der Körper zum Muskelaufbau, Wachstum, zur Immunabwehr, aber auch für ganz normale Stoffwechselprozesse benötigt. Sportler, Schwangere und Menschen, die sich körperlich viel betätigen, brauchen regelmäßig eine Extraportion Eiweiß. Auch in Zeiten, in denen das Immunsystem besonders gefordert ist, sind Proteine (z. B. in Form einer Hühnersuppe) ein denkbar guter Kraftspender.

Für die Steinzeitmenschen war die Entdeckung des Feuers der zündende Funke einer ernährungsphysiologischen Revolution. Gebratenes lieferte in vergleichsweise kurzer Zeit viel mehr Proteine als Rohkost. Ein Effizienzglücksfall, der nicht nur dafür sorgte, dass sich der Umfang des Darms verkleinerte, weil ein Großteil der Verdauungsarbeit, nämlich die Aufspaltung der Nährstoffe, bereits durch das Kochen und Braten vorweggenommen wurde. Die proteinreiche, leicht verwertbare gekochte Nahrung ließ zudem die Skelettmuskulatur und vermutlich durch deren zunehmend spezialisierten Gebrauch indirekt das Gehirn wachsen.

Weshalb wir uns heute von den artverwandten, aber nicht kochenden Schimpansen unterscheiden, deren Kopfumfang kleiner und deren Rumpf deutlich größer ist als unserer. Obwohl wir 98,7 Prozent aller Gene teilen, haben wir unseren biologischen Verwandten ein paar Dinge voraus: Wir können Feuer machen und kochen – na ja, theoretisch zumindest kann es jeder. Aus eigener Erfahrung weiß ich, wie hoch die Hürden besonders am Anfang sein können, gerade wenn man gewisse Ansprüche hat. »Kochen geht ganz easy«, hat ein Freund mal zu mir gesagt, der Musiker ist. »Du musst einfach improvisieren und deinem Gefühl vertrauen.« Eine Einstellung, die helfen kann.

Dass die Steinzeitmenschen das Feuer und mit ihm das Kochen entdeckten, prägte ihre Geschmackszellen und die ihrer Nachfahren. Umami, der Geschmack von in eigenem Saft gebrutzeltem Fleisch, brannte sich tief ins kollektive Geschmacksgedächtnis ein. Fleischesser erkennen den fleischtypischen Umami-Geschmack sofort. Im Gegensatz dazu fehlen reinen Rohköstlern, zu denen beispielsweise die Pandabären zählen, die dafür zuständigen Rezeptoren. Mit unseren ausgeprägten Sensoren für umamitypischen Geschmack, treffen wir im Fall der Tortilla-Chips allerdings auf ein trojanisches Pferd. Aromen und Geschmacksverstärker gaukeln Proteine vor, wo der Inhalt doch aus Kohlenhydraten und Fetten besteht. Der australische Insektenforscher David Raubenheimer spricht in diesem Zusammenhang vom Protein-Hebel-Effekt – wir essen größere Mengen Kohlenhydrate und Fett, um auf ein Mindestmaß an Proteinen zu kommen. Raubenheimer und sein Oxforder Kollege Stephen Simpson machten eine spannende Entdeckung im Tierreich: Mormonen-grillen, die im Frühjahr in riesigen Scharen über die Felder im Westen der USA herfallen, fressen nicht wahllos alles kahl, sondern bevorzugt proteinreiche Blätter von Hülsenfrüchten, Insektenkadaver und von Autos überfahrene Artgenossen. Von dieser Beobachtung ausgehend, wagte sich Simpson an ein Experiment. Er bereitete vier Schälchen mit pulverisierter Nahrung vor, jeweils eine nur aus Proteinen bestehend, eine aus Kohlenhydraten und eine aus einer Mischung von beidem. Die vierte Schale diente Kontrollzwecken und enthielt lediglich Ballaststoffe, Vitamine und Salz. Und siehe da, die Insekten stürzten sich vor allem auf die Protein-Schale. Simpson interpretierte das Verhalten so: Die Tiere wandern, getrieben von einem speziellen Eiweißhunger, zu einer lockenden Eiweißquelle, was zur Massenbewegung führt und, wenn diese erfolglos bleibt, zum Kannibalismus. Diesen Tieren geht es nicht darum, irgendetwas zu fressen, um auf ein Mindestmaß an lebensnotwendigen Kalorien zu kommen, sondern sie besitzen offensichtlich einen Proteinbedarf, den sie gezielt decken – geleitet von ihrem Geschmackssinn! Auch unser Bedarf an Proteinen ist anscheinend groß. Je geringer der Proteinanteil in der Nahrung ist, desto mehr essen wir, um das Defizit auszugleichen. Vergleichbar ist der Protein-Hebel-Effekt mit »Frustshoppen«. Das eigentliche Bedürfnis ist ein anderes, was aber mit einem neuen Paar Schuhe oder einem aufregenden Kleid irgendwie kompensiert wird. Die Bilanz am Ende des Tages ist in beiden Fällen negativ. Es fehlen Geld in der Kasse – oder Proteine im Stoffwechsel. Nach jedem vergeblichen Versuch, Proteine zu »hebeln«, platzen die Fettdepots aus allen Nähten wie ein überfüllter Kleiderschrank.

Heißt im Umkehrschluss: Durch die Zufuhr von Proteinen lässt sich die Kalorienaufnahme deutlich senken. Und damit nicht genug, Proteine kurbeln den Stoffwechsel an und damit die Fettverbrennung! Eine Art Magic Cleaning für die Fettpolster. Vergessen Sie also die Tortilla-Chips, greifen Sie stattdessen zu Geflügel, Fisch, Joghurt, Magerquark, Emmentaler, Tofu, Nüssen, Brokkoli, Bohnen, Champignons, Kopfsalat, Grünkohl oder Erbsen. Diese Lebensmittel enthalten von Natur aus reichlich Proteine und stillen den Eiweißhunger, bevor Sie dem Protein-Hebel-Effekt erliegen. Und wenn schon Fast Food, dann überlegen Sie, ob es als Beilage zum Burger wirklich Pommes sein müssen. Besser wäre ein zweiter Burger, das sagt jedenfalls die Ernährungsberaterin Emily Field. Denn der Burger, so Field, hat genauso viele Kalorien wie die Pommes, aber deutlich mehr Eiweiß.

Regel Nr. 1: »Regeln brechen«
Frühstück muss nicht immer süß sein. Warum bis zum Mittag warten und die Zeit mit Marmeladenbroten überbrücken, wenn man das Herzhafte sofort haben kann. Bauen Sie Eiweiß in die erste und wichtigste Mahlzeit des Tages. Zum Beispiel in Form von würzigem Hummus aus Kichererbsen und Sesampaste, oder einem Omelette mit Zwiebeln, Speck und frischem Schnittlauch. Das geht schnell und gibt Power für den Tag.

Regel Nr. 2: »*Auf den Körper hören*«
Jetlag, Schlafmangel oder Krankheiten rufen im Körper einen gesteigerten Proteinbedarf hervor. Geben Sie dem Körper, wonach er verlangt. Mandeln sind übrigens ideale Eiweißpakete für unterwegs.

Regel Nr. 3: »*Werbung ignorieren*«
Mononatriumglutamat und Hefeextrakt findet sich relativ häufig in Tütensuppen, Fertigsoßen und auf Chips. Geschmacksverstärker gaukeln Proteine vor, wo keine drin sind.

Regel Nr. 4: »*Selber kochen*«
Kochen und ein gut gepackter Koffer haben etwas gemeinsam: Stimmen die Basics, fällt die Entscheidung leichter. Frische, saisonale Lebensmittel und gute Gewürze sind ausgezeichnete Basics, die Sie immer im Haus haben sollten

Kohlenhydrate. Warum wir sie brauchen

Ein Donut kann auf der Stelle glücklich machen. Die einzige Frage ist, wie lange. Die Kohlenhydrate sind die Sprinter unter den Energielieferanten. Teilweise werden sie schon von der Mundschleimhaut absorbiert und wandern direkt ins Blut, von wo aus sie den Körper mit Energie versorgen. Doch nicht alle Kohlenhydrate sind gleich in ihrer Wirkung. Hier hilft es zu unterscheiden, um welche Art von Kohlenhydraten es sich handelt. Es gibt die einfachen (sog. Monosaccharide, dazu zählen Glukose/Traubenzucker und Fruktose/Fruchtzucker), zweifache (sog. Disaccharide, dazu zählen Saccharose/Haushaltszucker und Laktose/Milchzucker), sowie komplexe Kohlenhydrate in Form von Stärke und Ballaststoffen. Wobei Ballaststoffe nur indirekt verwertet werden; sie dienen den gesundheitsfördernden Bakterien im Dickdarm als Kraftfutter. Die Aufspaltung von Stärke hingegen beginnt bereits im Mund und wird durch langes Kauen und Einspeicheln unterstützt. Je länger Brot im Mund verweilt, desto süßer wird es. Verantwortlich dafür sind enzymatische Prozesse, die komplexe Stärke in einfache Zuckerformen aufspalten.

Vielfachzucker, zu denen die Stärke zählt, finden sich in Lebensmitteln wie Haferflocken, Brot oder Reis. Sie haben einen entscheidenden Vorteil: Schonend aufbereitet, sind sie reich an Mineralien, Spurenelementen, Ballaststoffen und Radikalfängern in Form von Vitaminen. Stärke hat den Vorteil, dass sie langsamer ins Blut wandert und über längere Zeit sättigt.

Forscher gehen davon aus, dass es unseren Geschmacksknospen gelingt, Stärke von Zucker zu unterscheiden. Juyun Lim von der Oregon State University fand die Annahme experimentell bestätigt: Pasta, Kartoffeln, Reis und Brot hinterlassen einen anderen Eindruck auf der Zunge als Einfachzucker. Die Erklärung, dass Enzyme im Speichel den Mehrfachzucker in einfache Glukose aufspalten, reichte der Forscherin nicht aus. Sie verabreichte Freiwilligen Mittel, die die Enzyme im Speichel stoppen und Zuckerrezeptoren blockieren. Die Studienteilnehmer konnten dennoch Stärke schmecken. Woraus die Forscherin schließt, dass Menschen Stärke erkennen, bevor diese von Enzymen zu Einfachzuckern zersetzt wird. Aus ihrer Sicht erklärt sich damit, warum Menschen zwar lieber Schokolade essen, allerdings im Vergleich zu Brot bei Weitem nicht so große Mengen. Der Vorschlag von Juyun Lim für die neue Geschmacksrichtung lautet »starchy«, zu Deutsch stärkehaltig oder ganz einfach »mehlig«.

Alles andere als mehlig schmeckt ein Donut mit dicker Zuckerglasur und bunten Streuseln. Das liegt an den Mono- und Disacchariden, die nämlich auf Anhieb süß schmecken. Es gilt: Je kürzer die Kohlenhydratketten, desto süßer der Geschmack. Der Donut zergeht fast auf der Zunge und mit ihm der Zucker, der schwuppdiwupp ohne Umschweife ins Blut wandert. Das Hinterhältige an einem Donut ist, dass er zwar für einen Energieschub sorgt, aber seit dem 1. Oktober 2017 mit Maissirup hergestellt werden darf (Glukose-Fruktose-Sirup). Das flüssige Zuckergemisch basiert auf Maisstärke, die durch Zugabe von Enzymen aus Maisabfällen produziert wurde. Diese Maisstärke wird vermehrt aus gentechnisch veränderten Pflanzen gewonnen. Zwei Gründe sprechen für die kommerzielle Verwendung von Maissirup. Der eine ist sein niedriger Preis; die Herstellung ist deutlich billiger als die des in Europa verbreiteten Rübenzuckers. Der andere ist seine Süßkraft. Je höher der Anteil an Fruktose in einem Produkt, desto süßer schmeckt es. Das hat Auswirkungen auf die Geschmacksprägung. »Eine höhere Süßkraft steigert die Süßpräferenz der Konsumenten und setzt die Süßempfindlichkeit herab«, warnt die Fachgesellschaft für Ernährungstherapie und Prävention (FET). Es sei durchaus möglich, »dass der Konsument zunehmend süßere Lebensmittel wählt, um die gleiche geschmackliche Befriedigung zu bekommen«. In den USA liegt der Marktanteil von Isoglukose bei fünfzig Prozent. In der EU soll nach Schätzungen der EU-Kommission die Isoglukose-Produktion in den kommenden Jahren von derzeit 720 000 Tonnen auf etwa 1,9 Millionen Tonnen bis 2026 ansteigen. Das könnte bedeuten, dass Haushaltszucker in Lebensmitteln mehr und mehr durch die lukrativere Isoglukose ersetzt wird. Vor einer »Zuckersirup-Schwemme« warnen nicht zuletzt die Deutsche Diabetes-Hilfe und die Deutsche Adipositas-Gesellschaft.

Es würde Tage dauern, sämtliche Lebensmittel aufzulisten, in denen das Glukose-Fruktose Gemisch enthalten sein kann, Tendenz steigend: Backwaren, Frühstücksflocken, Softdrinks, Riegel, Grillsoßen, Dressings und Fertigmahlzeiten. Aufgrund seiner hohen Süßkraft wird er auffallend gern und oft dort verwendet, wo man ihn am wenigsten vermutet: in Lightprodukten. Es lohnt, einen zweiten Blick auf die Zutatenliste zu werfen, wenn mit »natürlicher Fruchtsüße«, »ohne Zuckerzusatz«, »mit Pflanzensirup gesüßt« geworben wird. Denn diese Produkte enthalten nicht weniger Zucker, sondern lediglich eine andere Zuckerart – hoch konzentrierten Fruchtzucker eben. Während Haushaltszucker zu gleichen Teilen aus Glukose und Fruktose besteht, sprich aus Trauben- und Fruchtzucker, ist der Fall beim Maissirup ein anderer. Maissirup hat einen viel höheren Fruktoseanteil. Und der ist alles andere als harmlos, wie man meinen möchte.

Die allermeisten halten Fruchtzucker wahrscheinlich für den gesünderen Zucker. Schließlich ist er in Obst, in Honig, Agavensirup und Fruchtsäften enthalten, lauter Lebensmittel, die als gesund gelten. Schaut man allerdings genauer hin, spürt man heftiges Verlangen nach einer Fruktoseintoleranz, jenem Bauchgrummeln, mit dem sich der Körper gegen Fruchtzucker zu wehren versucht. Und das hat gleich mehrere gute Gründe.

Nehmen wir zuerst die Tatsache, dass Fruktose im Vergleich zu Glukose ein geringeres Sättigungsgefühl erzeugt. Forscher der Yale University untersuchten mithilfe der funktionellen Magnetresonanztomografie, was bei Zuckergenuss im Gehirn geschieht. Zwanzig gesunde, junge Probanden erhielten entweder einen Glukose- oder einen Fruktosedrink. Im Hirnscan zeigten sich für beide Zuckerarten unterschiedliche Reaktionen. Während Glukose die typische Sättigungsreaktion im Gehirn auslöste, war bei Fruktose das Gegenteil der Fall. Hier blieben die Appetit-Schaltkreise auch nach dem Zuckerkonsum aktiv. Im Blut der Teilnehmer kreisten deutlich weniger Sättigungshormone, und auf das eigene Sättigungsgefühl angesprochen, fühlten sie sich weniger satt als die Vergleichsgruppe.

»Das deutet darauf hin, dass Fruktose die Lust aufs Essen eher verstärkt und dadurch auch die Nahrungsaufnahme«, erklärt Kathleen Page von der Yale University. Tierexperimente zeigen ähnliche Ergebnisse. Bei Laborratten führt Fruktose-Genuss dazu, dass diese ungehemmt weiterfressen, selbst wenn sie eigentlich längst satt sein müssten.

Wenn das Appetit-Zentrum weiterfunkt, steigt die Gefahr des Überkonsums. Evolutionsbiologisch ist genau das beabsichtigt! Es handelt sich nicht etwa um einen Fehler im Bauplan, sondern um eine äußerst clevere Lösung – für jemanden, der in freier Natur lebt und nur saisonal Zugang zu frischen Früchten hat. Fruktose half unseren Vorfahren, jährlich wiederkehrende Hungersnöte zu überstehen. Anders als heute, gab es Früchte damals nicht ganzjährig, sondern ausschließlich in den Erntemonaten. Waren sie allerdings erst einmal reif, waren es keine Fruchtzwerge, sondern ganze Obstberge. Nicht einmal ein Steinzeitmensch konnte all die Fruktose mit purer Muskelkraft verbrennen. Also musste eine effektive Methode her, die Fruktose zu speichern. Die Leber saugt Fruktose auf wie ein Schwamm und macht daraus erst Glykogen, dann Fett. Das gewonnene Fett wird entweder direkt in der Leber deponiert oder in den Fettzellen des Körpers gespeichert, von wo aus es bei Bedarf jederzeit wieder in Glukose umgewandelt werden kann. Nun ist es nicht so, dass Sie künftig bei jedem Apfel, in den Sie hineinbeißen, eine Leberverfettung zu befürchten haben. Ganz und gar nicht! Äpfel enthalten wie alle Obst- und Gemüsesorten nämlich reichlich Ballaststoffe, und die bremsen die schädliche Wirkung der Fruktose, indem sie deren Aufnahme verzögern.

Kritisch wird es bei Fruchtsäften, Eistees und Softdrinks, in denen Fruktose, Glukose und Saccharose frei im Saft schwimmen. Hier fehlen jene die Aufnahme verzögernden Ballaststoffe, und daher ist Vorsicht durchaus angebracht (selbst gemachte Smoothies ohne Zuckerzusatz sind insofern besser zu bewerten, als sie wenigstens ein paar Ballaststoffe enthalten). Fruchtsäfte und mit Isoglukose gesüßte Softdrinks in großen Mengen sind so leberschädigend wie Alkohol. Die

Rede ist dann von einer nicht alkoholischen Fettleber, also einer Fettleber durch falsche Ernährung. »Wird die Leber mit mehr als 50, 60 oder 70 Gramm Fruktose an einem Tag belastet – die Höchstgrenze für Fruchtzucker ist individuell etwas unterschiedlich – kommt es zu einer Fettleber«, erklärt Nicolai Worm, Professor an der Deutschen Hochschule für Prävention und Gesundheitsmanagement (DHPG) in Saarbrücken. Zusätzlich produziert die Leber vermehrt Harnsäure, sodass das Risiko für Gicht steigt.

Doch das ist noch längst nicht alles. Mehrere Studien haben inzwischen gezeigt, dass hoch konzentriert zugesetzte Fruktose bei langfristiger Einnahme Vergesslichkeit fördert. Eine US-Langzeitstudie der University of California mit viertausend Teilnehmern untersuchte, was passiert, wenn jahrelang täglich mehr als zwei gesüßte Softdrinks konsumiert werden: das Volumen des für das Gedächtnis wichtigen Hippocampus verringert sich, es kommt zu Gedächtnisschwund. Symptomatisch zeigten die Studienteilnehmer deutliche Anzeichen für ein verschlechtertes episodisches Gedächtnis. Ähnliche Anzeichen zeigten Laborratten, die anstelle normalen Trinkwassers sechs Wochen lang eine schwach gesüßte Fruktoselösung erhielten. Die Tiere verloren die natürliche Fähigkeit, sich im Raum zu orientieren, sie vergaßen einen zuvor gelernten Weg durch ein Labyrinth, sie waren langsamer und ihr Gehirn zeigte eine entsprechende Abnahme der synaptischen Aktivität. Noch einmal zum besseren Verständnis, es sind nicht Kohlenhydrate per se, sondern Fruktose-Glukose-Gemische, die diese Symptomatik erzeugen.

Grundsätzlich brauchen wir Kohlenhydrate in unserer täglichen Nahrung. Die Frage ist nur, in welchen Mengen. Eine amerikanische Langzeitstudie untersuchte 15 438 Erwachsene über einen Zeitraum von mehreren Jahren und fand heraus: Sowohl eine Diät, die besonders viele Kohlenhydrate vorsieht, als auch eine mit weitestgehendem Verzicht auf Kohlenhydrate (low carb) geht mit einem höheren Sterberisiko einher. Ideal ist demnach ein mittlerer Kohlenhydratanteil, sprich wenn etwa die Hälfte der täglich aufgenommenen Energie aus Kohlenhydraten besteht. Bestenfalls aus stärkehaltigen, komplexen Kohlenhydraten. Vollkornbrot, Getreide, eben alles worauf die Stärkerezeptoren auf der Zunge positiv ansprechen.

Um die Fruktosefalle Maissirup machen Sie besser einen Bogen (und um alles was die Bezeichnung Isoglukose, High-Fructose-Corn-Sirup (HGCS), Glukose-Fruktose-Sirup, Invertzucker und natürliche Fruchtsüße trägt). Seit seiner Markteinführung steigt die Zahl der Fettleibigen in den USA kontinuierlich. »Der Anstieg ging einher mit einer generellen Erhöhung des Zuckerkonsums und einem Wechsel von Kristallzucker zu Maissirup mit einem hohen Fruktosegehalt«, wird der Biologe Wayne Potts in einer Mitteilung der Universität von Utah zitiert. Eine Studie der Universität entdeckte Zusammenhänge zwischen Maissirup und sinkender Fruchtbarkeit sowie sinkender Lebenserwartung. »Unsere Vorgängerstudien und viele andere Arbeiten haben gezeigt, dass zugesetzter Zucker generell schlecht für die Gesundheit ist«, so Studienleiter James Ruff. Sein Rat lautet daher: »Als Erstes sollte man die Gesamtmenge des konsumierten Zuckers senken, sich dann Gedanken über die Art des Zuckers machen und schließlich die Aufnahme von Maissirup mit hohem Fruchtzuckergehalt verringern.«

Fruktose als solche zu verteufeln ist natürlich Unsinn. Grundsätzlich ist sie, solange sie in Form von frischem Obst genossen wird, völlig in Ordnung – in Maßen verträgt unser Körper sie ja problemlos und kann sie sogar in Speicherenergie umbauen!

Ein mit Glukose-Fruktose-Sirup gesüßter Donut könnte jedoch mehr Fruktose enthalten als eine große Schüssel Obstsalat. Weshalb von einem gewissensberuhigenden Griff zum Obstteller nach dem Genuss eines Donuts doppelt abzuraten ist. Schlauer wäre ein Griff zu ballaststoffhaltigem Gemüse, etwa Karotten, Sellerie und Fenchel. Oder zu Beeren: Himbeeren, Blaubeeren, Johannisbeeren und Brombeeren enthalten weniger Fruktose als andere Obstsorten und können daher auch in größeren Mengen verzehrt werden. Grundsätzlich gilt nach wie vor die bewährte Regel: 2 bis 3 Portionen Obst am Tag sind gesund.

Was Kohlenhydrate im Ganzen angeht, sollten wir bei ihnen nicht denselben Fehler machen wie beim Nährstoff Fett. Hysterie nützt keinem. Es muss ja nicht täglich Torte sein, aber wenn Sie beispielsweise Lust auf einen Milchreis mit Zucker und Zimt haben, essen Sie ihn. Es gibt keinen Grund, ihn durch einen Diät-Fruchtriegel zu ersetzen. Genießen Sie lieber, wonach es Sie wirklich verlangt, mit allen Sinnen. Mit einer einzigen Ausnahme: Meiden Sie, was auf der Basis von Maissirup (Glucose-Fruktose-Gemisch) hergestellt wurde.

11 Geschmack, Gene und Umwelt

Geschmack als Anpassung an Umweltfaktoren

Sind die Gene unvermeidliches Schicksal oder kann man über eine Anpassung an Umweltfaktoren Veränderungen im Erbgut herbeiführen? Und wenn ja, in welchem Ausmaß? Wie stark nimmt die Ernährung Einfluss auf das Erbgut? Die Anlage-Umwelt-Problematik ist eine der aufregendsten Menschheitsfragen. Mittlerweile weiß man, dass der Einfluss der Umwelt alle bisherigen Annahmen bei Weitem übertrifft. Dieser Einfluss wird im sogenannten Epigenom deutlich. Es legt fest, welche der rund 23 000 Gene eine Zelle benutzen kann und welche nicht. Ändert sich das Epigenom, wandelt sich die Identität der entsprechenden Zelle. Bezogen auf den Geschmack, kann beispielsweise aus einem Bitterrezeptor ein Glukoserezeptor werden, wenn sich daraus ein evolutionärer Vorteil ergibt. Küchenschaben gelten als Meister der Überlebenskunst. Da sie sich bevorzugt in Speisekammern aufhalten, würde es naheliegen, dass sie süße und energiereiche Vorräte bevorzugen. Allerdings wurden Forscher der University of California in Davis unlängst auf eine Untergruppe von Schaben aufmerksam, die immun gegen Süßes war. Durch wiederholten Kontakt mit süßen Giftködern hatten die Tiere gelernt, Süßes als gefährlich einzustufen. Und zwar waren es fortan ausgerechnet die Bitterrezeptoren, die Glucose als potenziellen Gefahrenstoff erkannten. Die Geschwindigkeit, mit der sich die Kakerlaken an Umwelteinflüsse anzupassen verstehen, ist beeindruckend. Das unmittelbare hochadaptive Verhalten unterstreicht die Plastizität des sensorischen Systems als Reaktion auf sich verändernde Umweltverhältnisse. Adaption, die Anpassung an bestehende Lebensumwelten, ist ein Versuch, den Organismus am Leben zu halten.

Koalas lieben Eukalyptusblätter. Dabei enthalten die Blätter Giftstoffe, die für die meisten Säugetiere tödlich sind. Der Koala mümmelt hiervon täglich 600 bis 800 Gramm. Dass er die Gifte unbeschadet ausscheiden kann, liegt an einer Anpassung seines Erbguts. Die Leber stellt spezielle Enzyme her, die bei der Zersetzung und Ausscheidung der Gifte helfen. Das Fachmagazin *Nature Genetics,* das eine Studie der University of Sydney veröffentlichte, nennt namentlich spezielle »Detox-Gene«, die sich im Erbgut eines Koalas zum Schutz vor Giftstoffen häufen. Außerdem fanden die Forscher Gene, die den Koalas dabei helfen könnten, die nahrhaftesten, am wenigsten giftigen Blätter zu identifizieren. Und zwar einerseits durch spezialisierte Geruchsrezeptoren, andererseits durch Geschmacksrezeptoren, die unter anderem den Feuchtigkeitsgehalt der Blätter bestimmen. Sehr junge Tiere meiden insbesondere eine bestimmte Art von Blättern, die besonders hohe Anteile von Blausäure haben, und essen erst später im Leben davon, wenn das körpereigene Giftabwehrsystem ausgereift ist.

Beim Pinguin ist der Fall ein ganz anderer. Seine raue, sandpapierartige, mit kleinen Warzen übersäte Zunge schmeckt weder bitter, noch umami oder süß. Die Pinguin-Zunge ist ideal ausgestattet, um Fisch zu packen und am Stück zu verschlingen. Sauer und salzig sind die einzigen beiden Geschmacksrichtungen, die ein Pinguin erkennen kann. Salzig ist das Wasser, in dem der Pinguin Fische findet. Und sauer ist vergorener, von Bakterien zersetzter Fisch. Aufsuchen und meiden, beide Verhaltensweisen werden auch in diesem Fall vom Geschmack gesteuert.

Dass Pinguine nur noch zwei Geschmacksrichtungen erkennen, soll an den extrem kalten Temperaturen der Antarktis liegen, wo sich die Tiere ursprünglich aufhielten. Das berichten Forscher aus China und den USA im Fachmagazin Current Biology. Der Besitz der ursprünglich vollständig angelegten Rezeptoren bot den Tieren keinen Überlebensvorteil mehr (und keinen Nutzen, süße Früchte gibt es im Eismeer bekanntlich keine) und ging verloren. Obwohl die Pinguine von der Antarktis ausgehend längst auch wärmere Gefilde besiedelt haben, kehrte die ursprüngliche Rezeptorvielfalt nicht zurück. Aber wer weiß, vielleicht ändert sich das im Zuge der Klimaerwärmung, wenn die Pinguine gezwungen werden, sich neuen Lebenswelten anzupassen.

Jüngste Studien aus Kobe in Japan liefern Belege, dass ausgedehnte Verluste von Rezeptorgenen offenbar bei vielen Spezies weit verbreitet sind. So sind Katzen,

Hühner und Vampirfledermäuse immun gegen Süßes. Delfine erkennen lediglich zwar Umami, jedoch keine der anderen Geschmacksrichtungen. Beim Menschen entdeckten die Forscher vor allem zwei besorgniserregende Funktionsverluste: Saures und Bitteres werden offenbar immer weniger gut erkannt. Dass Rezeptorgene durch Nichtbenutzung verloren gehen, liegt an sogenannten Loss-of-Function-Effekten. Die könnten den japanischen Forschern zufolge durch verschiedene evolutionäre Belastungen hervorgerufen werden, wie Diäten und einseitige Ernährung allgemein, Toxine und Klimaveränderungen (und damit einhergehend verändertes Essverhalten).

Saurer und bitterer Geschmack sind Anzeichen vieler toxischer und damit lebensbedrohender chemischer Verbindungen. Sie zu erkennen bietet einen Überlebensvorteil. Dass dem modernen Menschen saure und bittere Geschmacksrezeptoren fehlen, mag am homogenen Nahrungsangebot liegen, das sich nun mal vorwiegend aus den Kombinationen süß-fettig und würzig-salzig-fettig zusammensetzt. Und das wiederum eigene typische Aromen besitzt. Somit ist nicht nur der Geschmackssinn vom Loss-of-Function-Effekt betroffen, auch der Geruchssinn unterliegt massiven Veränderungen.

Wenn man verstehen will, woher die um sich greifende Geschmacksblindheit stammen könnte, hilft ein Blick auf den Agrarmarkt. Ein großer Teil des weltweiten Energiebedarfs wird mit genau sechs Nutzpflanzen gedeckt: Weizen, Reis, Mais, Kartoffel, Süßkartoffel und Maniok. Obwohl wir theoretisch zwischen 75 000 verschiedenen Arten von essbaren Pflanzen wählen könnten, beschränken wir uns auf wenige Dutzend bekannte Sorten. Vor noch nicht allzu langer Zeit wären wir mit dieser selbst auferlegten Einschränkung wahrscheinlich verhungert. Dabei gäbe es einen Kosmos von Essbarem quasi vor der Haustür. Die Rede ist jetzt nicht von einer der vielen Imbissbuden, sondern von Wald und Wiese. Der Schriftsteller Henry David Thoreau zog sich im Jahr 1854 mehrere Monate in die Wildnis zurück, wo er sich ausschließlich von dem ernährte, was die Natur ihm preisgab. Im Falle einer Hungersnot hätte er jederzeit auf die Indianerkartoffel zurückgreifen können, schrieb er. Sie enthält dreimal so viel Protein wie die herkömmliche Kartoffel. Die Indianer gruben sie aus, kochten und rösteten sie oder mahlten sie zu Mehl. Heute würde Thoreau vermutlich ein Fertiggericht in seine solarbetriebene Mikrowelle stecken. Dabei besticht die Knolle der *Apios americana* durch ihre Inhaltsstoffe. In Japan, wo der Anbau in einigen Präfekturen kultiviert wurde, wird sie geradezu als Superfood verehrt; sie gilt als nährstoffreich und blutdrucksenkend. Warum sucht man sie in deutschen Supermärkten dennoch vergebens? Weil sie kleiner ist als eine Kartoffel und ihr Kraut über dem Boden wild durcheinanderwächst – und weil sie so mit herkömmlichen Maschinen nicht zu ernten ist? Oder, weil Weizen, Mais und Soja ohnehin lukrativer als Kartoffeln sind?

In den weiten Ebenen des amerikanischen mittleren Westens erstreckt sich der sogenannte Maisgürtel – auf Ackerflächen von schier unvorstellbarer Größe werden ausschließlich Mais, Soja und Weizen angebaut. Alles in allem 155 Millionen Hektar, eine Fläche, viereinhalb mal so groß wie Deutschland, mit weitestgehend genmodifizierten und pestizidbehandelten Nutzpflanzen. Angebaut wird, was sich im Agrarsystem behaupten kann. Innovationen beschränken sich auf die Ertragssteigerung bewährter Feldfrüchte. Monokulturen haben nunmal aber nicht nur unmittelbare Auswirkungen auf die Lebensräume vor Ort, ihr langer Arm reicht sogar bis in das Geschmackssystem des Einzelnen hinein. Schlimmstenfalls wird es von der Norm abweichende Geschmäcker ablehnen, Wildpflanzen, die reicher und intensiver im Geschmack sind, als ungenießbar empfinden.

Wie lange hätte es ein Henry Thoreau, ausgestattet mit Tütensuppen und Dosenmahlzeiten, in der Wildnis des 21. Jahrhunderts ausgehalten? Wäre er überhaupt noch in der Lage, Nahrung außerhalb des Supermarktes zu finden, zuzubereiten, haltbar zu machen – und diese Traditionen an nachkommende Generationen weiterzugeben? Käme er überhaupt auf die Idee? Die Indianerkartoffel von einst sind heute Proteinriegel.

Eine Ernährungsweise, die auf Cheerios, Loops, Pops, Topas, Cornflakes, Toast, Nuss-Nugat-Creme zum Frühstück, Tütensuppen zum Mittag und Tiefkühllasagne am Abend beruht, führt unweigerlich zu veränderten Geschmacksantworten. Man mag sich nicht ausmalen, wie diese Antworten aussehen, wenn sich einige Zukunftsszenarien bestätigen, wonach der moderne Mensch durch ein »perfekt auf seine Bedürfnisse« abgestimmtes Pulver, das er in Wasser einrührt, physiologisch gesättigt wird. Ray Kurzweil, der Mitbegründer der Singularity University in Palo Alto be-

kennt, dass er täglich 100 Tabletten an Nahrungsergänzungsmitteln (im Jahr 2005 waren es noch 250) schluckt
und sich ein halbes Dutzend Injektionen pro Woche
verabreichen lässt. Kurzweil trägt die Ehrendoktor-
würde von immerhin zwanzig Universitäten. Der Sieb-
zigjährige ist seit 2012 auch Director of Engineering
von Google, einem der Konzerne, die die Singularity
University finanzieren. Auf deren Agenda steht übrigens nichts Geringeres als Unsterblichkeit – als genuss-
und sinnenfreudiger Mensch möchte man sich sofort
fragen, wofür.

Philippe Riviére besuchte ein Sommercamp der Singularity University im NASA Research Park. Eine der
Aufgaben, die den Studenten gestellt wurden, lautete:
»Sie müssen eine Milliarde Menschen auf dem Plane-
ten satt bekommen. Wie stellen Sie das an?« Riviére
wiederholt in *Le Monde diplomatique*, einer Monats-
zeitschrift für internationale Politik, folgende Antwort:
»Was ist Nahrung anderes als organische Materie, die
in einer für den Verdauungsapparat verwertbaren Form
dargeboten wird? Wir brauchen also nur eine Maschine
zu erfinden, die mithilfe von Nanorobotern aus Dreck
oder Algen Nahrung herstellt.«

Ernährungsfantasien wie diese klingen wie ein Wie-
derbelebungsversuch von Charly Chaplins Fütterungsmaschine, die den arbeitenden Menschen von aller Last
rund um die Nahrungsaufnahme befreien sollte.
Gleichzeitig wünscht man sich nichts sehnlicher, als
dass sie sich ähnlich wie Chaplins Fütterungsmaschine,
die sich aufgrund von technischer Unkontrollierbarkeit
nicht durchzusetzen vermochte, von selbst auslöschen.
Dennoch werden wir eine vernünftige Antwort auf die

Frage finden müssen, wovon sich Menschen zukünftig ernähren wollen. Durch frische und vor allem naturbelassene Lebensmittel ernähren sich immerhin schon heute erstaunlich wenige. Das Basilikum aus dem Topf am Küchenfenster einmal ausgenommen, werden die wenigsten Lebensmittel selbst geerntet. Die »Ernte« findet im Supermarkt statt. Wochenmärkte, die quer durchs Land regelmäßig stattfinden, werden selten zum Wocheneinkauf genutzt. Mit dem Auto zum Supermarkt fährt hingegen fast jeder. Die es sich leisten können, nutzen den umgekehrten Weg und lassen den Lieferwagen vom Supermarkt nach Hause fahren. Was dort ankommt, ist vor allem bunt in Plastik verpackt und über Wochen haltbar.

Es gibt Orte, an denen es ausschließlich industriell verarbeitete Lebensmittel zu kaufen gibt, und zwar inmitten hochzivilisierter Gegenden. Die Bewohner dieser sogenannten Food Deserts ernähren sich von Lebensmitteln mit langem Haltbarkeitsdatum und Fast Food. Der staatlichen Behörde für Landwirtschaft (USDA) zufolge lebten in den USA im Jahr 2016 mehr als 24 Millionen Menschen in einer solchen Lebensmittelwüste. Die amerikanische Gesellschaft für Ernährung definiert Food Deserts auf ihrer Homepage als: »Landstriche, meist verarmte Gegenden, mit spärlichem Angebot an frischem Obst und Gemüse und starkem Überangebot von mit Zucker und Fett beladenen verarbeiteten Lebensmitteln, die dafür bekannt sind, Auslöser für die landesweite Epidemie an Fettleibigkeit zu sein.« In den »Lebensmittelwüsten« grassieren epidemisch Stoffwechselkrankheiten.

Bereits vierzehn Tage einer Fast-Food-reichen Diät

genügen offenbar, um die Artenvielfalt der im Darm lebenden gesunderhaltenden Bakterien drastisch zu verringern. Im Jahr 2015 publizierte eine Arbeitsgruppe der University of Pittsburgh eine Studie, bei der es einen Nahrungstausch zwischen zwanzig aus Pennsylvania stammenden Afroamerikanern und zwanzig auf dem Land lebenden Schwarzen in Südafrika gegeben hatte. Anstelle ihres traditionellen Essens mit viel Bohnen, Süßkartoffeln, Gemüse und Fisch konsumierten die Probanden aus Südafrika Hamburger, Pommes frites, Donuts und Ähnliches. Und umgekehrt aßen die US-Amerikaner die traditionellen Nahrungsmittel der afrikanischen Landbevölkerung. Nach Ablauf der zwei Wochen fanden sich im Dickdarm der Südafrikaner deutlich weniger gesundheitsförderliche Bakterienarten, darunter auch solche, die Butyrat produzieren, eine kurzkettige Fettsäure, die dafür bekannt ist, das Krebsrisiko zu senken. Die Indizien für Entzündungen nahmen stattdessen zu, während in der Vergleichsgruppe der umgekehrte Vorgang festzustellen war. Ähnliches beobachtete der Biologie-Student Tom Spector. Nachdem er in einem Selbstversuch zehn Tage lang ausschließlich bei einer großen Fast-Food-Kette gegessen hatte, fühlte er sich nicht nur schlapp und müde, die Anzahl der krankmachenden Bakterien in seinem Darm hatte sich ebenfalls erhöht, während solche, die als gesundheitsfördernd gelten, teilweise gar nicht mehr nachweisbar waren. Die ungünstige Zusammensetzung des Mikrobioms wird nicht nur mit Entzündungen und Übergewicht in Verbindung gebracht, sondern auch mit Depressionen, Schizophrenie und Alzheimer. Die Ärztin und Autorin des Bestsellers

Darm mit Charme, Giulia Enders, nennt sogar Wut als eine mögliche Folge einseitiger Ernährung: »Ich frage mich manchmal, ob die zunehmende Wut vieler Menschen und negative Gedanken nicht auch ein Stück weit daher kommen könnten, dass ihr Darm nicht im Gleichgewicht ist. Es gibt ernst zu nehmende Hinweise darauf, dass falsche oder fehlende Bakterien im Darm so eine Wirkung auf die Psyche haben können – oder zumindest solche Launen verstärken könnten.«

Geschmacksvorlieben sind immer auch vom Mikrobiom eines Menschen beeinflusst. Bestehen diese in der Summe etwa 1,5 Kilogramm wiegenden im Darm lebenden Bakterienkolonien überwiegend aus Bakterien, die sich von Fett und Zucker ernähren, erklärt das Heißhunger auf Fett und Zucker. Es stellt sich hier die Frage, wer das Zepter (noch) in der Hand hat: der Mensch oder das aus dem Ruder gelaufene Mikrobiom.

12 Der Geschmack der Zukunft

Worauf wir beim Einkauf achten können

»Kann man sich in der heutigen Zeit überhaupt noch natürlich ernähren?«, mögen sich viele fragen. Ja, kann man. Die kanadische Ernährungsberaterin Tosca Reno prägte mit ihrem Bestseller *Eat-Clean Diet Book* den Begriff des sauberen Essens. Mit »sauber« hatte sie weniger den Hygiene-Begriff im Sinn, sondern die natürliche Reinheit der Ausgangsstoffe. Sie forderte mehr Transparenz auf den Teller, riet zum Selberkochen, zu Biogemüse und dem Verzicht auf Industriezucker. Das Essen soll naturbelassen sein und nach Möglichkeit regional, saisonal und frisch. Faustregel: Je kürzer die Liste der Zusatzstoffe, desto besser! Wer sich daran hält, verzichtet laut Reno automatisch auf synthetische Süßstoffe, Zucker, Farb- und Aromastoffe, Geschmacksverstärker, Transfette und andere unerwünschte Stoffe in verarbeiteten Lebensmitteln. Abnehmen steht beim Clean Eating nicht im Vordergrund. Essen soll gut schmecken und satt machen. Eine einzelne Himbeere auf einem weißen Teller ist noch lange kein Clean Eating – es soll und darf üppig zugehen, nur eben möglichst natürlich und frisch. Dabei spielte es für Reno, die das Konzept im Jahr

2007 vorstellte, noch keine Rolle, ob die Gerichte Instagram-tauglich sind. Was sich mittlerweile freilich geändert hat. Solange gleich viel Aufmerksamkeit in die Auswahl der Lebensmittel fließt wie in die fotografische Aufarbeitung, dürfte ihr das jedoch nur recht sein.

Wie groß das Interesse an gesunder Ernährung ist, zeigt eine Marktanalyse des Allensbach-Instituts für Demoskopie aus dem Jahr 2018. Knapp zwei Drittel aller Befragten gaben an, an gesunder Ernährung und gesunder Lebensweise interessiert zu sein. Für Diäten interessierte sich im Gegensatz dazu nur jeder Dritte.

Der Wunsch, sich möglichst naturnah zu ernähren, greift mehr und mehr um sich. Auch der Sternekoch und Restaurantchef Tim Raue ist ein bekennender Verfechter des Clean Eatings. Im Interview gegenüber der *FAZ* erklärt er das Prinzip: »Es geht darum, Produkte zu verwenden, die um den Garten herum wachsen, das heißt viel Gemüse, wenig vom Tier, dafür Frische und Nachhaltigkeit. Keine industriell gefertigten Zutaten oder Zucker.« Transfette, Geschmacksverstärker und pestizidbehandeltes Getreide aus dem Speiseplan zu streichen, stellt in seinen Augen nicht wirklich einen Verzicht dar, sondern einen Gewinn, vor allem für den Geschmack. »Wir haben die Arbeits- und Zubereitungsformen total auf den Kopf gestellt und schmeißen alles raus, was noch ein Fünkchen Industrie beinhaltet. Das verändert langfristig durchaus die Aromen«, erklärt Raue und hebt hervor: »Für mich muss alles, was ich mache, in erster Linie geil schmecken. Wo man den ersten Löffel nimmt und denkt boah, da passiert was, da ist Zug dran. Für mich steht der Geschmack klar an erster Stelle. Ich meine damit Süße, Säure, Schärfe!«

Naturbasierte Genussküche

Wenn man wissen will, wie zukünftig gekocht wird, spickt man am besten den weltbesten Köchen über die Schulter und entdeckt: jede Menge Natur. Im »Noma« in Kopenhagen, das mit seiner regionalen, naturnahen »Nordic Cuisine« vier Mal zum besten Restaurant der Welt gekürt wurde, experimentiert René Redzepi mit fermentierten regionalen Lebensmitteln und Birkensaft. Damit will er seinen Gästen die Kultur, Geschichte und Umwelt einer ganzen Region vermitteln. Seine Gäste sollen die einzigartige und unverdorbene Natur des Nordens erfahren. Ein ähnliches Ziel verfolgt auch Magnus Nilsson. Sein Restaurant »Fäviken« in der nordschwedischen Einsamkeit ist ein Magnet, das mit regionalen, fangfrischen Gerichten und handwerklicher Präzision weit gereiste Besucher anzieht. »Ich glaube daran, dass unsere Arbeit den Menschen nicht nur einen kurzfristigen Genuss bereitet, sondern ihnen darüber hinaus hilft, ihre Beziehungen zur Natur und ihren Platz in der Welt neu zu entdecken«, schreibt der Jungstar unter den Sterneköchen und ergänzt: »Ich halte das für wichtig, um wirklich glücklich sein zu können.« In Paris, wo er seine Ausbildung machte, lernte Nilsson, auf Qualität zu achten. »Eine gute, frische Zwiebel, aus guter Erde geerntet, ist süß und mit Zwiebelgeschmack. Man muss seine Produkte kennen, wenn sie nicht gut sind, verwendet man sie nicht.«

Zu den Pionieren der Naturküche zählt auch der großartige französische Autodidakt Michel Bras. Sein Restaurant, das inzwischen von seinem Sohn Sebastien geführt wird, gehört zu den entlegensten in ganz Frankreich. Auf einem Hochplateau thront es im südwestlichen Zentralmassiv inmitten einer Landschaft, die in ihrer Weite an die Prärie erinnert. Bras, der seinem Heimatort immer die Treue hielt, geht der Frage nach dem Terroir und seiner Verankerung nach, um seinen kulinarischen Kreationen einen Sinn zu geben. 1991 schrieb er: »Der Begriff der Naturküche hat eine besondere Bedeutung. In jeder Kreation stecken Erinnerungen, Empfindungen, Emotionen, Stimmungen und die Eindrücke aus der engen Verbundenheit mit dem Land. Das funktioniert aber nur inmitten meiner Familie und meiner Landschaft, im Aubrac.«

Verbundenheit und Geschmack ziehen sich wie ein roter Faden durch die Sterneküchen rund um den Globus. Als wäre das eine ohne das andere nicht möglich. Nur wer sein Ausgangsprodukt kennt, vermag geschmacklich das Äußerste aus ihm herauszuholen. Am anderen Ende der Welt, schwärmt Peter Gilmore, Chefkoch im »Quay« in Sydney, vom Naturgemüse: »Seit sieben Jahren baue ich Gemüse in meinem eigenen Garten an, und dies hat meine Art zu Kochen verändert. Dadurch, dass ich auf diese Weise mit der Natur in Verbindung trat, habe ich ein besseres Verständnis für Lebenszyklen von Pflanzen, ein Bewusstsein für jedes Wachstumsstadium – von den ersten winzigen Sämlingen und Sprossen bis zu Blüten, Blättern, Früchten und Samenschoten, die ich alle in meine Küche einbeziehe … Die Natur stellt mir eine große

Auswahl an Materialien zur Verfügung – und im Gegenzug orientiert sich meine Küche am Ursprünglichen, um der Natur den ihr angemessenen Stellenwert zu geben.« Gilmore hält die Textur für den zentralen Bestandteil aller Zutaten, die durch verschiedene Kochmethoden verbessert oder verschlechtert werden kann. Schmoren, sautieren, pürieren, fermentieren, einkochen, backen, braten – es gibt zahlreiche Techniken, um aus einem unscheinbaren Ausgangsprodukt ein geschmacklich intensives Erlebnis zu fertigen.

Dass Gilmore damit ganz und gar richtigliegt, zeigt eine aktuelle Studie aus den Niederlanden, die untersucht, weshalb noch immer viele Menschen weitaus weniger Gemüse essen als empfohlen. Und die dabei auf ein interessantes Detail stieß: Die Textur, also die für das Mundgefühl entscheidende Beschaffenheit, hat gerade bei Gemüse einen erheblichen Einfluss auf das Geschmackserlebnis. Insbesondere in Verbindung mit dem über den Geruchssinn wahrgenommenen Aroma spielt die Textur eine gewichtige Rolle, wenn wir Salat, Brokkoli, Bohnen, Lauch und Co. geschmacklich bewerten. Der Tastsinn nimmt in einigen Fällen sogar stärker Einfluss als das eigentliche Schmecken. Sprich, für Gemüseskeptiker könnte es doch noch eine glückliche Liaison werden mit dem Grünzeug. Es muss nur entsprechend bearbeitet werden. Achten Sie beim Einkauf darauf, dass es frisch und möglichst unverpackt ist. Ob Gartenparzelle, Wochenmarkt oder Supermarkt – es gibt Wege, frisches Gemüse und Kräuter aus der Region auf den Teller zu holen. Wer in Erwägung zieht, zukünftig sauberer zu essen, findet hier zehn einfache Möglichkeiten:

1. Erkundigen Sie sich nach den Markttagen auf dem Wochenmarkt in Ihrer Nähe.
2. Kaufen Sie Gemüse und Obst ohne Verpackung, bringen Sie eigene Einkaufstaschen mit.
3. Halten Sie Ausschau nach Produzenten in Ihrer Nähe, die auf Bio-Anbaumethoden setzen. Fragen Sie nach lieferbaren Gemüsekisten oder fahren Sie selbst, am besten mit dem Fahrrad, regelmäßig zum Gemüseeinkauf.
4. Gärtnern Sie selbst. Starten Sie mit Kräutern und Schnittsalat auf der Fensterbank oder mit Pflanztöpfen auf dem Balkon, oder mit einem Hochbeet auf der Terrasse.
5. Erkundigen Sie sich nach Gemeinschaftsgärten in Ihrer Nähe, oder tun Sie sich mit Freunden zusammen und pachten Sie einen Garten.
6. Wenn Sie weder Zeit noch Lust auf Gärtnern verspüren, halten Sie dennoch Ausschau nach Gärten in Ihrer Nähe – oftmals freuen sich Hobbygärtner über Abnehmer, besonders in üppigen Erntejahren.
7. Beschaffen Sie sich ein Buch über Wildkräuter und entdecken Sie die Wiesen in Ihrer Umgebung mit neuen Augen. Gleiches gilt, mit der entsprechenden Vorsicht, für Waldpilze.
8. Im Spätsommer und Herbst ist Erntezeit. Entlang von Feld- und Radwegen gibt es häufig Obstbäume: Äpfel, Marillen, Birnen, sogar heimische Pfirsiche. Bedienen Sie sich, natürlich nachdem Sie sich vergewissert haben, dass es ein öffentliches Gelände ist und kein privates Kleinod. Im letzteren Fall bieten Sie Ihre Hilfe bei der Ernte an.

9. Kaufen Sie im Supermarkt vornehmlich Eigenmarken. Deren Produkte sind in der Herstellung rückverfolgbar und werden regelmäßig auf Rückstände von Pestiziden und Düngemitteln getestet. Beispielsweise unterstützen Rewe und Edeka mit ihren Eigenmarken bewusste Ernährung und regionale Erzeuger.

10. Bleiben Sie entspannt, wenn es aus Zeitgründen nur Tiefgekühltes geben kann. Verfeinern Sie die Pizza mit frischen Kräutern und einem Klecks Naturjoghurt. Oder kochen Sie Tiefkühlerbsen und mixen diese mit etwas Butter und Salz und frischer Minze zu einem Püree – das schmeckt köstlich pur, als Dip oder Ergänzung zu Fisch und Fleisch.

11. In arabischen Supermärkten im Bahnhofsviertel finden Sie preisgünstig saisonales Gemüse und große Mengen frischer Kräuter wie Petersilie und Koriander, dazu reine Sesampaste und naturbelassene Nüsse.

Regional, saisonal, glücklich

Gibt es einen geschmacklichen Unterschied zwischen einem Schwein aus Massentierhaltung und einem Schwein vom Biobauern? Kann man möglicherweise am Fleisch eines Tieres das Terroir seiner Haltung erkennen, ähnlich wie beim Wein? Mit dem Foodaktivisten und Unternehmer Hendrik Haase sitze ich in einer lauen Sommernacht an einem Tisch einer Berliner Künstlerkneipe, mit uns eine Handvoll Journalisten und Intellektuelle aus dem Berliner Kulturbetrieb.

Wir diskutieren leidenschaftlich. Es geht ums Fleisch. Ijoma Mangold skizziert mit Feuereifer und äußerster Detailtreue die Ur-Szenen eigener Schlachterfahrungen. Er beschwört den Geruch von Blut und dampfender Feuchtigkeit herauf. Haase nickt anerkennend und kommentiert mit Präzisionswucht die anatomischen Stellschrauben von Rind und Schwein. Dabei versteht er es hervorragend, einem qualitativ hochwertiges Fleisch schmackhaft zu machen, selbst wenn man Fleisch gar nicht sonderlich mag. Auffallend häufig verwendet Haase große Begriffe wie Würde, Transparenz und Genuss. Vor allem Genuss. Er hat zu jedem Körperteil eines Tieres eine Geschichte zu erzählen, er kennt die Bauern, von denen er das Fleisch kauft, persönlich, weiß, warum das Schwäbisch-Hällische Landschwein so hervorragend schmeckt. Weil es frei herumläuft, unter alten knorrigen Eichen heruntergefallene Eicheln aufspürt und sich auf Streuobstwiesen an frischen Äpfeln und Klee labt. Und natürlich, weil es mit größter Sorgfalt geschlachtet und zerlegt wird. Jeder Teil wird verwendet, nichts verschwendet. Sogar die Ohren gehen über die Ladentheke. Haase ist großer Verfechter des Handwerks. »In den letzten Jahrzehnten haben wir uns weit von der Herkunft unserer Lebensmittel entfernt. Alle reden übers Essen. Doch die Arbeit einer Bäuerin, das Handwerk eines Metzgers, einer Bäckerin oder eines Kochs sind uns fremd geworden«, schreibt er auf seiner Homepage. Er betreibt in der Markthalle Neun die Metzgerei *Kumpel und Keule*. Die Metzgerei ist gläsern, das heißt, jeder der möchte kann und soll bei der Fleischverarbeitung zusehen. Zur Eröffnung schrieb die *Süddeutsche Zeitung:* »Wer hätte je geahnt, dass man über die Eröffnung einer Metzgerei einmal so ausholend berichten würde, als ginge es um die Bayreuther Tannhäuser-Premiere.«

Doch, man hätte es ahnen können. Haase ist nämlich selbst ein fulminanter Geschichtenerzähler. So fragt er an jenem Abend beiläufig in die Runde: »Braucht jemand Tomaten?« Die Reaktionen sind zurückhaltend. Dann legt Haase nach: »Morgen früh kommt eine LKW-Ladung transsilvanischer Tomaten in der Markthalle Neun an. Aus dem Garten des Großvaters eines Freundes.« Transsilvanische Tomaten! Er hätte auch Rumänien sagen können, aber er sagte *Transsilvanien*, die Heimat Draculas. Und plötzlich sieht man diesen LKW voller tiefdunkelroter Tomaten und fragt sich, ob man nicht doch früh aufstehen und sich einen Eimer voll abholen sollte.

Das Einfache ins Bewusstsein holen, nichts verschwenden. Die Ernte einfahren und mit Fantasie und Handwerk in puren Geschmack verwandeln. In Berlin, Wien, Zürich und andernorts, formiert sich gerade ein Netzwerk, das die Natur zurück in die Küche holt. »Nose to Tail«, »Leaf to Root« und »Slow Food« heißen die Bewegungen, die vor allem eins wollen: Uns zeigen, dass Nahrung keine Abfälle hinterlassen muss, dass man mit Saisonalem und Regionalem geschmackliche Tiefe erzeugen kann, dass es für das gewisse Etwas keine tropischen Exoten wie Ananas, Physalis oder Drachenfrucht braucht. Revolutionär wie einst der Toast Hawaii, verkünden nunmehr Mohrrüben und Sanddorn eine neue Epoche. Der Geschmack unterliegt einer Dekonstruktion. Wo einst wild kombiniert und unkontrolliert gewürzt wurde, ist die neue Herangehensweise systematischer, reduzierter. Weniger ist mehr. Wir folgen einzelnen Geschmackstönen, entdecken Altbekanntes und kombinieren es zu aufregendem Neuen.

Nehmen wir die Rote Bete. Als ich für ein Interview mit Billy Wagner das Restaurant »Nobelhart & Schmutzig« in Berlin besuche, wird mir genau diese aufgetischt. Nun gehört Rote Bete nicht unbedingt zu meinen Lieblingen; wenn ich den Saft mit Ingwer gemixt in mich hineinkippe, fühle ich mich meistens krank, verkatert oder beides. Auch macht an diesem Tag die Tatsache, dass ich kaum Gelegenheit hatte, etwas zu essen, die Sache nicht besser. Doch eins nach dem anderen. Zuerst einmal ist da das schmucklose Haus an der belebten Friedrichstraße und das wie zufällig hingeworfene oder vergessene? rote Dessous im Schaufenster. Zweimal vergewissere ich mich, ob die Adresse stimmt, bevor ich den Messingknopf drücke. (Hier geht man nicht einfach rein, sondern klingelt.) Bevor ich mir ausmalen kann, was mich erwartet, öffnet Billy Wagner schwungvoll die Tür und schon stehen wir in der Garderobe. Dort fällt der Blick zuerst auf einen dunkelgrünen Schäfer-Umhang. »Für die Raucher, wenn die vor die Tür gehen«, erklärt Wagner. Dann betreten wir den Gastraum. Es ist eine angenehme Überraschung. Eine dezent ausgeleuchtete stille Höhle, viel helles Holz, Felle auf den Stühlen. Eine geschwungene Holztheke windet sich um den zentralen Lichtpunkt, die Küche. Dort wird konzentriert am Menü für den Abend geschnippelt. Der Mitarbeitertisch ist ein Monstrum aus massivem Holz. »Weil ich hier die meiste Zeit des Tages bin, will ich auch qualitativ Hochwertiges um mich herum haben«, sagt Wagner und greift selbstvergewissernd an die Tischkante. Ich folge seinem Blick zum Fenster, das zum Hinterhof rausgeht. Dort ragt eine einsame Fichte auf grünem Rasen in den Himmel, sonst nichts. Man kann einen gestalterischen Plan dahinter vermuten, stünde der Baum dort nicht schon seit Jahrzehnten. Besser lässt sich *brutal lokal* (das Firmencredo) nicht inszenieren. Was nicht aus der Umgebung kommt, wird weggelassen. Kein Lavendel, kein Pfeffer und keine Zitronen in der Küche. Stattdessen Sanddorn und Quitte. Zum Säuern nimmt Küchenchef Micha Schäfer Verjus, einen Saft aus unreifen grünen Trauben, angebaut von einem Familienbetrieb in Werder bei Potsdam. Vom Entenzüchter auf dem weiten Land in Brandenburg bis zum Brotbäcker sind alle Lieferanten persönlich bekannt, manche wurden im Laufe der Zeit sogar zu Freunden. Während sich meine Augen an dem satten, dunklen Grün vor dem Fenster weiden, kommt ein Gruß aus der Küche. Ein Teller mit genau drei Scheiben Rote Bete. Daneben ein weinroter Klecks Soße aus reduziertem Rote-Bete-Saft. Ich lächle höflich und vermeide es, an die Entenbrust zu denken, von der Wagner erzählt, dass sie in den kommenden Wochen Hauptbestandteil des Menüs sein wird, weil die Pommern-Enten, deren Aufzucht er akribisch verfolgt hat, jetzt schlachtreif seien. Ob fettfleischiger Müritz-Aal, Hecht oder Rohmilchbutter, auf der Speisekarte finden sich viele Produkte aus der Hauptstadt und ihrer Umgebung, aus Mecklenburg-Vorpommern, Brandenburg und von der Ostsee. Das am weitesten gereiste dürfte das Traubenkernöl sein, das stammt aus der Pfalz, vom Bio-Weingut Rummel.

Wagner redet viel von Respekt. »Der Kohlrabi muss dem Lammbauch auf Augenhöhe begegnen.« Mir fällt auf, dass sich die weinrote Farbe der Roten Bete unheimlich gut zur Maserung des Holztischs macht. Ich ziehe eine Scheibe von dem Wurzelgemüse durch den Fond und unterdrücke den Wunsch, Endlosschleifen zu zeichnen. Dann beiße, nein knabbere ich los. Der Geschmack trifft mich wie der erste Sonnenstrahl am Morgen eines heißen Augusttages. Kühl, frisch, erdig und doch voller Energie und Intensität. Es ist bewegend. Obwohl es sich »nur« um Rote Bete handelt. Der Fond ist unheimlich würzig, mit einer milden Säure, gleichzeitig angenehm schlicht und pur. »Es muss die Beste sein, die es auf dem Markt zu kaufen gibt«, erklärt Wagner und zeigt auf den Teller. »Das hier war die Beste, die ich heute Morgen auf dem Markt finden konnte.« Von Koch Micha Schäfer stammt das Zitat: »Auf dem Teller ist meistens nur das Produkt und irgendwas, was das Produkt sexy macht. Und das war's!« Ich gestehe, auf diese Rote Bete trifft das vollkommen zu.

Aus der Küche weht dezenter Lagerfeuergeruch herüber. Es wird geräuchert, mit Buchenholz aus dem Schwarzwald. Eines ist nach Erlebnissen wie diesen sicher: Ein industrielles Formschinkenprodukt, das aus Fleischresten, Zucker und Gelatine zusammengeklebt und mit Raucharoma aus dem Labor versetzt wurde, fällt geschmacklich in den Keller.

Seit dem Jahr 2018 gehört das »Nobelhart & Schmutzig« zu den besten hundert Restaurants der Welt. Es ist das erste mit einer eigenständigen deutschen Küche. »Deutschland wird in Zukunft nicht nur für Wurst und Fußball stehen«, prophezeit Wagner. »Bis dato wurde Deutschland noch nie für eine eigenständige Küche im Ausland anerkannt. Nun haben wir die Chance, dass sich das in Zukunft ändert. Dafür arbeiten wir, und dafür strengen wir uns an.«

Nachwort

Um gutes Essen schätzen zu können, muss man kein Sternekoch oder Besserverdiener sein. Jeder kann seine Geschmackswahrnehmung täglich trainieren, und sei es nur beim Feierabendbier. Genuss steckt oft im Einfachsten. Entscheidend ist, die Sinne zu öffnen und zwar in jede Richtung: Geräusche, Düfte, das Lächeln eines Passanten – die scheinbaren Details machen das Erlebnis erst vollständig. Beim Würzen geht es nicht darum, die Lautstärke aufzudrehen, sondern Gespür für die Zwischentöne zu entwickeln. Auch wenn der Geschmackssinn mit den Jahren schwindet, Neues lässt sich ein Leben lang entdecken, manchmal ist es ein Abenteuer, oft eine Bereicherung, in jedem Fall weiß man hinterher über sich selbst besser Bescheid.

Es gibt eine Menge Ernährungsratgeber, die meisten sind schlicht überflüssig, solange wir beim Essen unserem individuellen Geschmackserlebnis Aufmerksamkeit schenken. Daher lautet mein einziger Rat: Hören Sie auf, über Kalorien zu reden, sprechen Sie stattdessen über das, was Sie schmecken.

Danksagung

Dieses Buch erforderte umfangreiche Recherchen. Besonderer Dank geht an folgende Experten, die mir ihre Erfahrungen und Forschungsergebnisse zur Verfügung gestellt haben:

Maik Behrens, *Leibniz-Institut für Lebensmittel-Systembiologie an der Technischen Universität München*, Peer Bork, *Mikrobiomforscher am Europäischen Laboratorium für Molekularbiologie (EMBL)*, Konrad Beyreuther, *Alzheimerforscher, Universität Heidelberg*, Christina Clement, *Ökotrophologin vom Universitätsklinikum Freiburg*, Hendrik Haase, *Foodaktivist*, Harald zur Hausen, *Krebsforscher, Nobelpreisträger, Universität Heidelberg*, Hanns Hatt, *Geruchsforscher an der Ruhr Universität Bochum*, Thierry Hennet *von der medizinischen Fakultät der Universität Zürich*, Sandra Hummel, *Diabetologin am Helmholtz Zentrum München*, Christian Jürgens, *Koch, Restaurant Überfahrt in Rottach-Egern*, Karsten Kilian, *Marketingprofessor an der Hochschule Würzburg-Schweinfurt*, Vincent Klink, *Autor, Koch und Inhaber Restaurant Wielandshöhe*, Petra Schling, *Biochemikerin an der Universität Heidelberg*, Daniel Schubert, *Leiter der EDEN Initiative (Evolution*

& Design of Environmentallyclosed Nutrion-Sources) am Deutschen Zentrum für Luft- und Raumfahrt, DLR, Micha Schäfer und Billy Wagner *vom Restaurant Nobelhart & Schmutzig, Berlin,* Petra Platte, *Verhaltensforscherin an der Universität Würzburg,* Bernd Weber *vom Center for Economics and Neuroscience (CENs) der Universität Bonn*

Weiterhin danke ich meiner Familie sowie Petra Eggers, Angela Gsell und allen Mitarbeiterinnen und Mitarbeitern des Piper Verlages, die daran mitgewirkt haben, dass dieses Buch zustande kam und seine Leser findet.

Literaturverzeichnis

Kapitel 1

Pollan, M., 64 Grundregeln Essen. Essen Sie nichts, was Ihre Großmutter nicht als Essen erkannt hätte. München: Goldmann Verlag, 2011.

Pollmer, U., Zusatzstoffe von A bis Z, Was Etiketten verschweigen, Deutsches Zusatzstoffmuseum, 2017.

Hayes, J. E., Duffy, V. B. Revisiting Sugar-Fat Mixtures: Sweetness and Creaminess Vary with Phenotypic Markers of Oral Sensation, *Chemical Senses* 32 (2007), S. 225–236.

Grimm, H-U., Die Suppe lügt: Die schöne Welt des Essens. München: Knaur, 2013.

Dollase, J. mit Meister, C., Wir werden regiert von Pommesbudenliebhabern, in *Die Welt* vom 17. 04. 2016.

Zeug, K. (2014), Wie die Lebensmittelindustrie Zusatzstoffe tarnt. *Der Spiegel.*

Kapitel 2

Weiler, J., Maria, ihm schmeckt's nicht! Berlin: Ullstein, 2016.

Bartoshuk, L. (1993), The biological basis of food perception and acceptance, *Neuroscience*, Bd. 4, Nr. 1–2, S. 21–32.

Breslin, P. (2013), An Evolutionary Perspective on Food and Human Taste, *Current Biology*, Bd. 23, Nr. 9, 6. 5. 2013, S. 409–418.

Behrens, M, Meyerhof, W. u. a. (2013), Genetic, Functional and Phenotypic Diversity in TAS2R38-Mediated Bitter Taste Perception, *Chemical Senses*, Bd. 38, Br. 6, S. 475–484.

Meyerhof, W. u. a., The Molecular Receptive Ranges of Human TAS2R Bitter Taste Receptors, in: *Chemical Senses* 35 (2010), S. 157–170.

Breslin, P., Champbell, M. C., Tishkoff, S. A. u. a. (2011), Evolution of Functionally Diverse Alleles Associated with PTC Bitter Taste Sensitivity in Africa, *Molecular Biology and Evolution*, PMDI:24177185.

Davis, H. A. (2009), Genetics study: Africans have keener sensitivity to bitter tastes, *Penn Current*, 02/09.

Kopp, v. D., Mühl, M., Die Kunst des klugen Essens, Müchen: Hanser, 2016.

Brillat-Savarin, J. A., Physiologie des Geschmacks, Leipzig: Insel Taschenbuch, 1979.

The Simpsons: Broccoli https://www.youtube.com/watch?v=JJfejLup_Eo

Bush doesn't like broccoli: https://www.youtube.com/watch?v=VtSG_PDluPw

Clarke, J. D., u. a., Bioavailability and inter-conversion of sulforaphane and erucin in human subjects consuming broccoli sprouts or broccoli supplement in a cross-over study design, *Pharmacol Res.* 2011 Nov; 64(5): 456–63. doi: 10.1016/j.phrs.2011.07.005. Epub 2011 Jul 26.

Nietzsche, F., Schlechta, K. (Hrsg.), Werke in drei Bänden, München: Carl Hanser Verlag, 1954.

Friebe, R., Hormesis, Das Prinzip der Widerstandskraft, Wie Stress und Gift uns stärker machen. München: Carl Hanser Verlag, 2016.

Mattson, M. P., Calabrese, E. J. (Eds.), Hormesis – A Revolution in Biology, Toxicology and Medicine, Springer, 2010.

Tishkoff, S. u. a., Evolution of functionally diverse alleles associated with PTC bitter taste sensitivity in Africa, *Mol Biol Evol*, 2012 Apr; 29(4):1141–53. doi: 10.1093/molbev/msr293. Epub 2011 Nov 29.

Tepper, B. J. u. a., Genetic sensitivity to the bitter taste of 6-n-propylthiouracil (PROP) and its association with physiological mechanisms controlling body mass index (BMI), *Nutrients*, 2014 Aug 27; 6(9):3363–81. doi: 10.3390/nu6093363.

Tepper, B. J. u. a., Factors Influencing the Phenotypic Characterization of the Oral Marker, PROP, Nutrients. 2017 Nov 23; 9(12). pii: E1275. doi: 10.3390/nu9121275.

Epikur; Der weise Mann wählt nicht die größte Menge, sondern das wohlschmeckendste … Qualität vor Quantität in Nickel, R.: Epikur, Wege zum Glück.

Iannotti, L. L. u. a., Eggs in Early Complementary Feeding and Child Growth: A Randomized Controlled Trial; *Pedriatrics*, 2017. Jul 2017, 140 (1) e20163459

Bartoshuk, LM., Duffy, V. B. u. a., Association between 6-n-propylthiouracil (PROP) bitterness and colonic neoplasms, Dig Dis Sci. 2005 Mar; 50(3): 483–9.

Lutz, R., Die kleine Schule des Genießens kommt in die Jahre, »15 Jahre Genussprogramm«. In: Beiträge zur Euthymen Therapie. (Eds: Lutz, R; Mark, N; Bartmann, U; Hoch, E; Stark, F-M) Lambertus Verlag, Freiburg, 39–73.

Hayes, J. E., Duffy, V. B., Oral sensory phenotype identifies level of sugar and fat required for maximal liking, Physiol Behav. 2008 Sep 3; 95(1–2): 77–87.

Freeny, E. u. a., Genetic variation in taste perception: does it have a role in healthy, eating? The Nutrition Society, Volume 70, Issue 1, Feb. 2011, pp. 135–143.

Carey, R. M., Adappa, N. D., Palmer, J. N., Lee, R. J., & Cohen, N. A. (2016). Taste Receptors: Regulators of Sinonasal Innate Immunity. *Laryngoscope Investigative Otolaryngology*, 1(4), 88–95. https://doi.org/10.1002/lio2.26

Shafaie, Y., Koelliker, Y., Hoffman, D. J., & Tepper, B. J. (2013).

Energy intake and diet selection during buffet consumption in women classified by the 6-n-propylthiouracil bitter taste phenotype. *American Journal of Clinical Nutrition*, 98(6), 1583–1591. https://doi.org/10.3945/ajcn.113.058818

Vilgis, T., Geschmackswahrnehmung, Physikalisch-chemische Ansichten, *in Journal Culinaire*, Nr. 7, (2008), S. 19–28.

Baudelaire, Ch., Die künstlichen Paradiese (Les paradis artificiels), III. Kapitel. München: Müller, 1925.

Kapitel 3

Frings, S., Müller, F., Biologie der Sinne: Vom Molekül zur Wahrnehmung. Heidelberg: Springer, 2014.

Linzetiat, W., Ragout aus Handschuh, entnommen aus: Die Jahreszeiten: ein Familienblatt aus Bayern zur nützlichen und angenehmen Unterhaltung, vorzüglich für gebildete Frauen, erwachsene Söhne und Töchter aller Stände, erste Ausgabe, erster Band, erstes Heft, S. 302, Augsburg, 1831.

Den winzig gewürfelten Tomatensalat gab es hier: http://www.breadandroses.fr/

Mintel Food & Drink Trends 2018 kostenloses Download hier: http://www.mintel.com/global-food-and-drink-trends/

Hatt, H., Geschmack und Geruch, in Physiologie des Menschen, Heidelberg: Springer, 2017.

Busch-Stockfisch, M., Sensorik kompakt: in der Produktentwicklung und Qualitätssicherung, Behrs Verlag, 2015.

Breslin, P.A., Spector, A.C., Mammalian Taste Perception, *Current Biology* 18 (2008), R153.

Dunkel, A, Hofmann, T., Das Mundgefühl natürlicher Lebensmittel, Molekular-sensorische Erkenntnisse, *in Journal Culinaire*, Nr. 7, (2008), S. 10–19.

Pavlos, P. u.a., Evaluation of young smokers and non-smokers with Electrogustometry and Contact Endoscopy, BMC Ear, *Nose and Throat Disorders2009*, 9: 9.

Rolls, B.J., Rolls, E.T., Rowe, E.A., How sensory properties of food affect human feeding behaviour, *Physiology and Behaviour* 29 (1982), 409–17.

Pioneers of cell receptor research share America's top prize in medicine, April 26, 2007 *Albany Med*, New York, 2007.

Lefkowitz, R.J., Molecular Biology of Hormone and Drug Receptors in Health and Disease, Howard Hughes Medical Institute, 25 Feb, 2016.

http://www.mintel.com/press-centre/food-and-drink/mintel-announces-five-global-food-and-drink-trends-for-2018

Sommer, T. u.a., Identification of the Beer Component Hordenine as Food-Derived Dopamine D2 Receptor Agonist by Virtual Screening a 3D Compound Database, *Scientific Reports,* volume 7, Article number: 44201 (2017).

DLG Studie 2018 Download hier: https://www.dlg.org/fileadmin/downloads/food/Studien/Folder_Studie_ZFS_2017_IT.pdf

Wise, R.A., Role of Brain Dopamine in Food Reward and Reinforcement, *Philosophical Transactions of Royal Society* 361 (2006), S. 1149–1158.

Thompson, R.F., Das Gehirn, Von der Nervenzelle zur Verhaltenssteuerung, 3. Auflage, Heidelberg: Springer Verlag, 2016.

Küstenmacher, W.T., Limbi, Der Weg zum Glück führt durchs Gehirn. Frankfurt am Main: Campus Verlag, 2014.

Van der Wal, R.C., & Van Dillen, L.F. (2013). Leaving a flat taste in your mouth. Task load reduces taste perception. *Psychological Science, 24*, 1277–1284.

Walker, M.P. u.a., The impact of sleep deprivation on food desire in the human brain, Nat Commun. 2013; 4: 2259.

Benedict, C. u.a., Acute sleep deprivation enhances the brain's response to hedonic food stimuli: an fMRI study. J Clin Endocrinol Metab. 2012 Mar; 97(3).

Dutton, D.G., Aron, A.P., Some evidence for heightened

sexual attraction under conditions of high anxiety, *Journal of Personality and Social Psychology, 30*(4), 510–517.

Kühlschrankszene 9½ Wochen: https://www.youtube.com/watch?v=2E9aknVGp6g&t=174s

Rozin, P., Schiller, D., The Nature and Acquisition of Chili Pepper Preference by Humans, Motivation and Emotion, 4 (1980), S. 77–101.

Bajec, M. J., Pickering, G. J., DeCourville, N., Einfluss der Stimuliertemperatur auf die orosensorische Wahrnehmung und Variation mit dem Geschmacksphänotyp. *Chemosensorische Wahrnehmung,* 2012; DOI: 10.1007 / s12078-012-9129-5.

Skinner, M. u. a., Variation in thermally induced taste response across thermal tasters, *Phsychol Behav.* 2018 May 1, 188: 67–78.

Die neueste Hypothese besagt, dass die Physiologie der pilzförmigen Papillen und die Co-Innervation der Nervenfasern des Genus und des Trigeminus, die sie innervieren, variieren, und die Kreuzverdrahtung ermöglicht, dass sie sich gegenseitig in TT aktivieren.

Perez, K. T., Influence of temperature on taste perception, *Cellular and Molecular Life Sciences*, 64(4)377–81, 03/2007.

Wrangham, R., Catching Fire: How Cooking Made Us Human, New York: Basic Books, 2010.

Kapitel 4

Platte, P. u. a. (2013), Oral Perceptions of Fat and Taste Stimuli are Modulated by Affect and Mood Induction, PLOS one, S. 6. 2013.

Kandel, E., Schwartz, J., Neurowissenschaften, Eine Einführung. Spektrum Akademischer Verlag, 2012.

Wansink, B., Essen ohne Sinn und Verstand: Wie die Lebensmittelindustrie uns manipuliert, Frankfurt am Main: Campus Verlag, 2008.

Frank, M. E., Hettinger, T. P., What the Tongue Tells the Brain about Taste, *Chemical Senses*, Volume 30, Issue suppl_1, 1 January 2005, Pages i68–i69

Dollase, J., Geschmacksschule, Süddeutsche Zeitung Edition, Wiesbaden: Tre Torri Verlag, 2017.

Gassmann, M., Zuckerkiller sind weltweit unterwegs, *Die Welt*, vom 13.06.2016.

Seguias, L., Tapper, K., (2018), The effect of mindful eating on subsequent intake of a high calorie snack. *Appetite*, 2018 Feb 1; 121: 93–100.

Kapitel 5

Allen, J. S.: The Omnivorous Mind, Our Evolving Relationship with Food. London: Harvard University Press, 2012.

Morad, R., Picky eating is in our nature, *OZY news*, Dec 13 2017.

Knaapila, A. u. a., Food neophobia shows heritable variation in humans, Physiology & Behaviour 91 (2007) 573–578.

Persönliches Gespräch mit Dennis Beaver am 14. Nov. 2017.

Loss, C., Migoya, F., Zellner, D., Innovation influences liking for chocolates among neophilic consumers, *Research Gate*, Aug 2017.

Per Moller, Gesundes Essen zu mögen, kann man trainieren, Interview vom 14. Nov 2012, in DIE ZEIT.

Jürgen Dollase, Fett ist eine Delikatesse, Interview vom 17. April 2016, in DIE WELT.

Kapitel 6

Hänig, David P., »Zur Psychophysik des Geschmackssinnes«. *Philosophische Studien*, 17, 1901.

Bartoshuk, L., Classical Blunders, *Association for Psychological Science*, March 2003.

Do birds help plants grow? *UCSB Science Line*, 2015 01 13

Keitz, V., Anker in der Gebärmutter, US-Forscher finden Faktor für die Einnistung des Embryos, *Deutschlandfunk*, 17.01.2003.

Schwab, O., Unterzuckerung: Was passiert im Gehirn, *Diabetes-Eltern-Journal*, 2016; 9(2)S. 16–18.

Podbregar, N., Fructose – heimlicher Krankmacher?, *scinexx*, 06.10.2017.

Saad, A., Consuming too much fructose during pregnancy raises the child's risk for heart disease, *ScienceDaily*, April 20, 2016.

Menella, J.A., Reed, R.D., Joseph, P.V., Individual Differences Among Children in Sucrose Detection Thresholds Relationship With Age, Gender, and Bitter Taste Genotype, *Nurs Res.* 2016 Jan; 65(1): 3–12.

Drewnowski, A., Menella J.A., Johnson SL, Bellisle, F.: Sweetness and food preference. *J Nutr.* 2012 Jun; 42 (6): 1142S–8S.

Soberg, S. u.a., FGF21 Is a Sugar-Induced Hormone Associated with Sweet Intake and Preference in Humans, *Cell Metab.* 2017 May 2; 25(5): 1045–1053.

Stress Hormone Receptors Localiszed in Sweet Taste Cells, *Pressemitteilung des Monell Chemical Senses Center* vom 03. Juni 2014.

Meier, B. u.a., People with a sweet tooth have sweeter dispositions, *Science Daily*, Nov 23, 2011.

Wunderbeere: https://www.youtube.com/watch?v=osbGg31 RJ3w

Chandrashekar, J. u.a., The Taste of Karbonation, Science. 2009 Oct 16; 326(5951): 443–445.

Heady, L., How the tongue tastes sour, *nature International weekly journal of science*, 23 Aug 2006.

Test, sauerste Süßigkeiten der Welt: https://www.youtube.com/watch?v=6dawvDtvJjY

Berres, I., Kann der Körper übersäuern? *Der Spiegel* vom 09.08.2016.

Stiftung Warentest entlarvt gefährliche Salzbomben, *Die Welt* vom 30.03.2012.

Essen Astronauten zu viel Salz? Deutsches Zentrum für Luft- und Raumfahrt: https://www.dlr.de/next/desktopdefault.aspx/tabid-6693/10979_read-25074/

Rakova, N. u. a., Increased salt consumption induces body water conservation and decreases fluid intake, *The Journal of Clinical Investigation*, April 17, 2017.

Heany, R. P., Potassium Intake and the Kalzium Economy, Journal of the American College of Nutrition Volume 24, 2005 – Issue 2.

Viel Salz erhöht das Krebsrisiko, *Ärzte Zeitung*, 09. 01. 2004.

https://www.hsph.harvard.edu/nutritionsource/salt-and-sodium/sodium-health-risks-and-disease/

No Salt Restaurant: http://labtokyo.jp/nosalt/en

Elektrische Gabel: https://www.youtube.com/watch?v=95rrDcdctlE

Von Kopp, D., Kochen in der Champions League, *Frankfurter Allgemeine Zeitung*, *Food Affair*, Blog vom 06. Juli 2016.

Harms, C. u. a., Der Geschmack der Verliebtheit, Eine biochemische Analyse verliebter Geschmackssensoren, *labor&more*, 4.2013.

Kenzo Kurihara, KUmami the Fifth Basic Taste: History of Studies on Receptor Mechanisms and Role as a Food Flavor Biomed Res Int. 2015; 2015: 189402.

Beauchamp, G., Sensory and receptor responses to umami: an overview of pioneering work, Am J Clin Nutr. 2009 Sep; 90(3): 723S–727S.

Asterix, Lexikon, Garum: https://www.comedix.de/lexikon/db/garum_lupus.php

Süßkind, P., Das Parfum: Die Geschichte eines Mörder, Zürich: Diogenes Verlag, 1994.

Rezept für »Vincents Garum-Sociorum« mit freundlicher Genehmigung von Vincent Klink

Piggot, S., The great parmesan rescue: Why the superb Italian cheese is worth saving, *The Independent* UK, 22 Nov 2012.

Rätsel um Tomatensaft gelöst, *Presseinformation des Fraunhofer-Instituts* für Bauphysik, vom 15. 02. 2010.

Gosney, M. A., Ageing and Taste, *Proceedings of the Nutrition Society*, 71(4) pp. 556–565.

Behrens, M., Meyerhof, Bitter taste receptors and human bitter taste perception, Cellular and Molecular Life Sciences CMLS 63(13): 1501–1509. July 2006.

Czichos, J., Vorteil für Bitterschmecker, *Wissenschaft aktuell*, 09. Okt. 2012.

Cohen, N. A., Douglas, J. E., Taste Receptors Mediate Sinonasal Immunity and Respiratory Disease. Int J Mol Sci. *2017* Feb 17; 18(2).

Cohen, N., Lee, R. J., The Emeriging Role of the Bitter Taste Receptor T2R38 in Upper Respiratory Infection and Chronic Rhinosinusitis, *American Journal of Rhinology and Allergy* 27 (2013), S. 283–286.

Breslin, P., Champbell, M. C., Tishkoff, S. A. u. a. (2011), Evolution of Functionally Diverse Alleles Associated with PTC Bitter Taste Sensitivity in Africa, *Molecular Biology and Evolution*, PMDI: 24177185.

Hammering, A., Gut, besser, bitter, Bitterstoffe – die geheimen Energiespender, München: Südwest Verlag, 2016.

Holmes, B., Geschmack, Gebrauchsanweisung für einen vernachlässigten Sinn, München: Riemann Verlag, 2016.

Toelstede S., Dunkel A., Hofmann T., A series of kokumi peptides impart the long-lasting mouthfulness of matured Gouda cheese. J Agric Food Chem. 2009 Feb 25; 57(4): 1440–8.

Motonaka, K, Miymamura, Mechanism of the Perception of Kokumi Substances and the Sensory Characteristics of the Kokumi Peptide, Gamma-Glu-Val-Gly, *Flavour* 4 (2015), S. 11.

Von Kopp, D., Machen Fette wirklich schlank? *Frankfurter Allgemeine Zeitung, Blog food affair* vom 17.08.2016.

Mattes, R.D., Is There a Fatty Acid Taste? *Annual Review of Nutrition* 29 (2009): 305–327.

Mattes, R.D., Running, C.A., Craig, B., Oleogustus: The unique Taste of Fat, *Chemical Senses* 40 (2015), S. 507–516.

Mizushige T., I oue K, Fushiki T., Why is fat so tasty? Chemical reception of fatty acid on the tongue. J Nutr Sci Vitaminol (Tokyo). 2007 Feb; 53(1): 1–4.

Interview mit Maik Behrens vom Deutschen Institut für Ernährungsforschung Potsdam. August 2018.

Schubert, A., Schädliche Transfette im Essen vermeiden, *NDR Ratgeber*, 28.08.2018.

Bonen, A. u.a., The fatty acid transporter FAT/CD36 is upregulated in subcutaneous and visceral adipose tissues in human obesity and type 2 diabetes. Int J Obes (Lond). 2006 Jun; 30(6): 877–83.

Garcia, O.P. u.a., Impact of Micronutrient Defiencies on Obesity, *Nutrition Reviews,* 67 (2009), S. 559–572.

Wise, R.A., The Neurobiology of Food Craving, in Hetherington, M. (Hg.), Food Cravings and Addiction, Leatherhead 2001.

Almer, D., Legenden: Ferdinand Point, *Rolling Pin Magazin* 208. 29. Jun 2017.

Kapitel 7

Interview mit Vincent Klink im Juli 2018, Stuttgart Wielandshöhe.

Klink, V., Wo das Essen zum Himmel stinkt, *Hamburger Abendblatt,* 12.03.2015.

Hatt, H., Dee, R., Das kleine Buch vom Riechen und Schmecken, Knaus-Verlag, 2012.

Segnit, N., Der Geschmacksthesaurus, Berlin: Piper Verlag, 2011.

Müller-Grünow, R., Die geheime Macht Der Düfte, Warum wir unserem Geruchssinn mehr vertrauen sollten, Hamburg: Edel Books, 2018.

Hummel, T., Bojanowski, V., Retronasal Perception of Odors, *Physiology & Behaviour* 107 (2012), S. 484–487.

BASF Mentholproduktion: http://presseservice.pressrelations. de/pressemitteilung/die-kuehle-frische-von-menthol-500336. html. Seitenaufruf 20.7.2018.

Callaway, E., Soapy taste of coriander linked to genetic variants, *Nature*, 12 Sep 2012.

Selengut, B., How to Taste: The Curious Cook's Handbook to Seasoning and Balance, from Umami to Acid and Beyond, Seattle: Sasquatch Books, 2018.

Heimat- und Kulturverein Lorsch, e.V., (Hrsg) Das Lorscher Arzneibuch: Klostermedizin in der Karolingerzeit. Ausgewählte Texte und Beiträge, Lorsch, 1989.

Gollmer, R., (Hrsg) Das Apicius Kochbuch aus der römischen Kaiserzeit, Regionalia Verlag, 2013.

Bundesinstitut für Risikobewertung, Fragen und Antworten zu Cumarin in Zimt und anderen Lebensmitteln, 27. Sep. 2012.

Aggarwal, B.B., Heilende Gewürze: Wie 50 heimische und exotische Gewürze Gesundheit erhalten und Krankheiten heilen können, Narayana Verlag, 3. Aufl. 2014.

Allen, R.W. u.a., Cinnamon Use in Type 2 Diabetes: An Updated Systematic Review and Meta-Analysis, Ann Fam Med. 2013 Sep; 11(5): 452–459.

Maßberg, D., Halt, H., Human Olfactory Receptors. Physiological Reviews, 2018; 98 (3): 1739.

Madzharov, A., The impact of coffee-like scent on expectations and performance, Journal of Environmental Psychology, Volume 57, June 2018, Pages 83–86.

Kapitel 8

Joy V. Browne, Chemosensory Development in the Fetus and Newborn, *Newborn & Infant Nursing Reviews*, Dec 2008. 183–190.

Mennella, J.A., Development of food preferences: Lessons learned from longitudinal and experimental studies, *Food Qual Prefer.* 2006 Oct; 17 (7–8): 635–637.

Gerrish CJ, Mennella J.A., Flavor variety enhances food acceptance in formula-fed infants. American Journal of Clinical Nutrition. 2001; 73: 1080–1085.

Skinner JD, Carruth BR, Wendy B, Ziegler PJ. Children's food preferences: a longitudinal analysis. Journal of the American Dietetic Association. 2002; 102: 1638–1646.

Von Kopp, D., Haben gestillte Kinder bessere Chancen? *Frankfurter Allgemeine Zeitung,* food affair, 8. Jun. 2016.

Interview mit Prof. Thierry Hennet, Institut für Physiology, der Universität Zürich, im Mai 2016.

Kapitel 9

JG Universität Mainz, Pressemitteilung vom 2.12.2009: Beleuchtung beeinflusst den Geschmack von Wein. Psychologisches Institut weist Einfluss von unterschiedlich farbigem Umgebungslicht auf die Beurteilung eines Weins nach.

Spence, C., Gastrophysics, The New Science of Eating, London: Penguin Random House, 2017.

Shepard, G.M., Smell images and the flavour system in the human brain, *Nature*, 444, 316, 2016.

Shepard, G.M., Neurogastronomy: How the Brain Creates Flavor and Why it Matters, New York: Columbia Univers. Press, 2013.

Von Kopp, D. Mühl, M., Die Kunst des klugen Essens, München: Hanser, 2016.

Wansink, B., Geier, B., Rozin, P., Red potatoe chips: Segmentation cues can substantilly decrease food intake, *Health Psychology* 31, (2012), 398–401.

Kapitel 10

Interview mit Petra Schling, Biochemisches Zentrum, Universität Heidelberg, Aug 2016.

Von Kopp, D., Die Low-Carb Falle, Frankfurter Allgemeine Zeitung, Blog food affair, 31. Aug, 2016.

Stiftung Warentest: Fett, Salz, Kalorien: Der große Fertigpizza-Test, Münchner Abendzeitung, von Verena Lehner, 11. 05. 2015.

Matissek, R., Baltes, W., Lebensmittelchemie, 8. Aufl. Heidelberg: Springer Verlag, 2015.

Markus, H., Affective and Cognitive Factors in Preferences, *Journal of Consumer Research* 9, (1982), S. 123–131.

https://www.wiwo.de/technologie/forschung/zuechtung-so-haben-sich-unsere-nahrungspflanzen-veraendert/10862114.html

Gardener H, Rundek, T. Wright CB, Elkind MS, Sacco, R. I.: Dietary Sodium and risk of stroke in the Northern Manhattan study. *Stroke* 2012 May, 43(5): 1200–5.

Schiffman, S. S., Graham, B. G.: Taste and Smell perception affect appetite and immunity in the elderly. *Eur J Clin Nutr.* 2000 Jun; 54 Suppl 3: S. 54–63.

Tiemann, F., Über das Coniferin und seine Umwandlung in das aromatische Princip der Vanille. Berichte der deutschen chemischen Gesellschaft 7(1): 608–623. January 2006

Hanns Hatt, Vortrag: Die Macht der Düfte, *Lauretate Forum Foundation*, Heidelberg, 12. 04. 2018.

Fuller, T. u. a., In Asia's Fattest Country, Nutritionists Take Money From Food Giants, *New York Times*, 23 Dec 2017.

https://www.euromonitor.com/malaysia

Dunkin' Donuts, Flavour Radio. https://www.youtube.com/watch?v=kmrc8ZJld8A

Anzmann, S. L. Rollins, B. Y., Birch, L. L., »Parental Influence on Children's Early Eating Environments and Obesity Risk: Implications for Prevention«, *International Journal of Obesity* 34(20110): 1116–1124.

Langhans, W., Geary, N., Rolls, E. T., Smell, Taste, Texture and Temperature Multimodal Representations in the Brain and Their Relevance to the Control of Appetite, *Nutrition Reviews* 62 (2004): S. 193–205.

Krishna, A., Schwarz, N., Sensory marketing, embodiment, and grounded cognition: A review and introduction. Journal of Consumer Psychology 24(2): 159–168. April 2014.

Herz, R., Why You Eat What You Eat: The Science Behind Our Relationship with Food, New York: W. W. NORTON & Co, 2017.

Herz, R. S., Odor-evoked memory, J. Decety and J. Cacioppo, eds., *The Oxford Handbook of Social Neuroscience,* New York: Oxford University Press, (2011), 265–76.

Peterson, H., Why The Smell Of Abercrombie Stores Gives Shoppers Anxiety, Business Insider, May 31, 2014.

Fabricant, F., Can Eager Appetite Be Sated by Smelling Food?, The New York Times, Archive, 1997.

Freedman, P., Essen, Eine Kulturgeschichte des Geschmacks, Darmstadt: Primus Verlag, 2017.

Santtini, L., Umami, Die Entdeckung des perfekten Geschmacks, Das Kochbuch. Köln: Edition Fackelträger, 2016.

Perlmutter, D., Brain Maker, The Power of Gut Microbes to Heal and Protect Your Brain – for Life, Boston: Little, Brown and Companie, 2015.

van Dammen L. u. a., Effect of a lifestyle intervention in obese infertile women on cardiometabolic health and quality of life: A randomized controlled trial. *PLoS One.* 2018 Jan 11; 13(1): e0190662.

Roseboom, T. J. u. a., Postnatal acute famine and risk of overweight: the dutch hungerwinter study, Int J Pediatr. 2012; 2012: 936509.

Ambeskovic M., Roseboom T. J., Metz G. A. S., Transgenerational effects of early environmental insults on aging and disease incidence., *Neurosci Biobehav Rev.* 2017 Aug 12. pii: S0149-7634(16)30714-X.

Vickers M. H., Early life nutrition, epigenetics and programming of later life disease, *Nutrients.* 2014 Jun 2; 6(6): 2165-78.

Verbraucherzentrale, Meldung vom 24.07.2017, Endlich Klartext bei Nahrungsergänzungsmitteln.

Foodwatch, Pressemitteilung vom 18.02.2011.

Liebram, C., Weniger isst mehr, *Die Welt*, 12.02.2013.

Freund, M., Das große Geschäft mit den Wellness-Pillen, *Handelsblatt*, 10.04.2017.

Ristow, M. u. a., Antioxidants prevent health-promoting effects of physical exercise in humans. *PNAS*, May 26, 2009 106 (21) 8665-8670.

Watts, G., Sugar and the heart: old ideas revisited, *BMJ* 2013; 346:e7800.

Leslie, I., Die Zucker-Verschwörung, *Zeit online*, 05. Mai 2016.

Yudkin, J. Pure, White, Deadly. Basu S., Yoffe P., Hills N., Lustig R. H. The relationship of sugar to population-level diabetes prevalence: an econometric analysis of repeated cross-sectional data. *PLoS One.* 2013; 8(2): e57873.

Qin, C. u. a., Associations of egg consumption with cardiovascular disease in a cohort study of 0.5 million Chinese adults. Heart. 2018 May 21. pii: heartjnl-2017-312651.

Alexander, D. D. u. a., Meta-analysis of egg consumption and risk of coronary heart disease and stroke. *J Am Coll Nutr* 2016; 35: 704-16.

Deutsche Gesellschaft für Ernährung: https://www.dge.de/presse/pm/was-sie-schon-immer-ueber-fette-wissen-wollten-1/

Friebe, R., Der Eiweiß-Effekt, Interview mit David Raubenheimer in der *Frankfurter Allgemeinen Sonntagszeitung*, 01.08.2004, Nr. 31/S. 50.

Simpson, S. J., Raubenheimer, D., Obesity: the protein leverage hypothesis. Obes Rev. 2005 May; 6(2): 133–42.

Lim, J. u. a., Humans Can Taste Glucose Oligomers Independent of the hT1R2/hT1R3 Sweet Taste Receptor *Chemical Senses*, Volume 41, Issue 9, 1 November 2016, Pages 755–762.

Grzegorek, K., Warum der Zuckersirup zum Problem werden könnte, *ÄrzteZeitung online*, 19.10.2017.

Deutsche Diabetes-Hilfe, Pressemitteilung vom 29.09.2017. Isoglukose: Zuckersirup-Schwemme erwartet.

Jastreboff, A. M. u. a., Altered Brain Response to Drinking Glucose and Fructose in Obese Adolescents. Diabetes. 2016 Jul; 65(7): 1929–39. doi: 10.2337/db15–1216. Epub 2016 Apr 5.

Worm N., Volkskrankheit Fettleber: Verkannt – verharmlost – heilbar, München: Riva Verlag: 2016.

Die zehn größten Zuckerfallen im Essen, *Handelsblatt*, online 29.04.2016.

Pase, M., Sugar beverage intake and preclinical Alzheimer's disease in the community, *Alzheimer's&Dementia*, Sep 2017, Vol 13, Issue 9, pp 955–964.

Windmüller, G., Das könnte die tägliche Diät-Limo mit deinem Gehirn machen, *Die Welt*, 25.04.2017.

Gomez-Pinilla, F., Jimenez-Maldonado, A., u. a. Short-term fructose ingestion affects the brain independently from establishment of metabolic syndrome, Biochimica et Biophysica Acta (BBA) – Molecular Basis of Disease, Volume 1864, Issue 1, January 2018, Pages 24–33.

Ruff, J. S., Compared to Sucrose, Previous Consumption of Fructose and Glucose Monosaccharides Reduces Survival and Fitness of Female Mice, *The Journal of Nutrition*, Volume 145, Issue 3, 1 March 2015, Pages 434–441.

Flöel, A. u. a., Higher glucose levels associated with lower memory and reduced hippocampal microstructure. *Neurology*. doi: 10.1212/01.wnl.0000435561.00234.ee; October 23, 2013.

Tabelle zum glykämischen Index entnommen von: The University of Sydney www.glycemicindex.com

Katz, D. u. a. Carbs: It's the Sources that Matter, MEDPAGE-today, Sep 13, 2018.

Seidelmann, S. B. u. a., Dietary carbohydrate intake and mortality: a prospective cohort study and meta-analysis, *The Lancet*, Volume 3, ISSUE 9, Pe419-e428, September 01, 2018.

Matissek, R., Baltes, W., Lebensmittelchemie, 8. Aufl. Heidelberg: Springer Spektrum, 2016.

Kapitel 11

Spork, P., Gesundheit ist kein Zufall, Wie das Leben unsere Gene prägt, Deutsche Verlags-Anstalt; Auflage: 4, 2017.

Monell Chemical Center, Bitter or sweet? How taste cells decide what they want to be. *ScienceDaily*, 21 June 2017.

Zhang, J., u. a., Molecular evidence fort he loss of three basic tastes in penguins, *Current Biology*, Vol 25, Issue 4, PR41-R142, Feb 16, 2015.

Griffiths R. C. & Tavaré S., The age of a mutation in a general coalescent tree. Commum. Statist.-stochastic Models 14, 273–295 (1998).

Fujikura, K., Multiple loss-of-function variants of taste receptors in modern humans, Sci Rep. 2015; 5: 12349.

Li X. *et al.* Pseudogenization of a sweet-receptor gene accounts for cats' indifference toward sugar. PLoS Genet. 1, 27–35 (2005).

Thoreau, Walden oder Leben in den Wäldern, dtv Verlagsgesellschaft, 1999.

Albrecht, J., Neue Sorten, Fruchtbare Gräser, Wundersame Knollen, in *Frankfurter Allgemeine Quarterly*, Winter 2017, Ausgabe 05, S. 85.

Hartman, B., Google Futurist Ray Kurzweil Takes 100 Pills Daily To Live Forever, LongevityFacts, updated on 2/28/2018.

Riviére, Ph., And if you want to live forever, *le monde diplo*, Jan 2010.

Fütterungsmaschine: https://www.youtube.com/watch?v=n_1apYo6-Ow

Gallagher, M., USDA Defines Food Deserts, *Nutrition Digest*, Vol, 38, No2, 2016.

O'Keefe SJ, Diet, microbiota, and microbial metabolites in colon cancer risk in rural Africans and African Americans. Am J Clin Nutr. 2013 Jul; 98(1): 111−20.

O'Keefe S. J. u. a., Fat, fibre and cancer risk in African Americans and rural Africans, Nat Commun, 2015 Apr 28; 6: 6342.

Enders, G., Darm mit Charme, Berlin: Ullstein, 2014.

Kapitel 12

Reeno, T. The clean eating diet book, *Robert Kennedy Publishing*, 2007.

https://www.ifd-allensbach.de/fileadmin/AWA/AWA2018/Codebuchausschnitte/AWA2018_Codebuch_Essen_Trinken.pdf

Plag, C., Tim Raue über Clean Eating, Ich bin ein schwerer Zuckerjunkie, Frankfurter Allgemeine Zeitung, 08. 02. 2018.

Redzepi, R., Noma − Time and Place in Nordic Cuisine, London: Phaidon, 2010.

Nilsson, M.: Fäviken. London: Phaidon Press Limited, 2012.

Gilmore, P. Quay, nature based cuisine, Matthes Verlag GmbH, 2012.

Hendrik Haase, Ijoma Mangold und andere im Gespräch über Fleisch, Berlin im August, 2016.

https://www.kumpelundkeule.de/

Interview mit Billy Wagner, Nobelhart&Schmutzig, 8. Okt. 2016.

Register